Sabina Pilguj

Yoga mit Kindern

Sabina Pilguj

So fördere ich mein Kind
Yoga mit Kindern

Übungen und Fantasiereisen zu Hause erleben

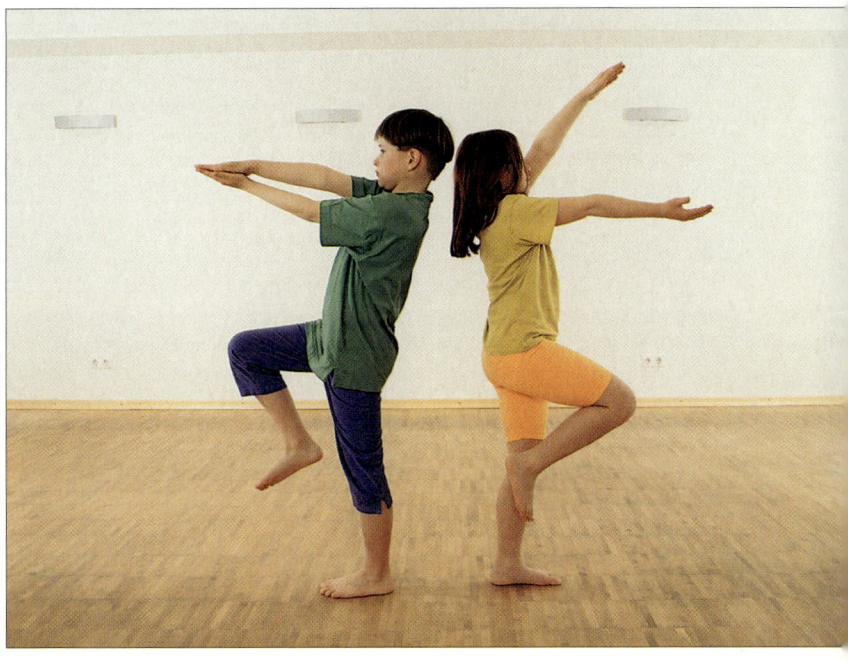

Ravensburger Ratgeber im Urania Verlag

Weitere Bücher zum Thema:
Renate Csellich-Ruso: Die schönsten Bewegungsspiele für Kinder von 0–5. ISBN 3-332-01250-9
Prof. Dr. Franz Decker / Brigitte Bäcker: Kinesiologie mit Kindern. ISBN 3-332-00830-7
Prof. Dr. Franz Decker / Brigitte Bäcker: Kinesiologie für die ganze Familie. ISBN 3-332-01306-8

Die deutsche Bibliothek – CIP-Einheitsaufnahme
Ein Titeldatensatz für diese Publikation ist bei Der Deutschen Bibliothek erhältlich

www.dornier-verlage.de
www.urania-verlag.de

1. Auflage 2002
© 2002 Urania Verlag, Berlin
Der Urania Verlag ist ein Unternehmen der Verlagsgruppe Dornier.

Die Schreibweise entspricht den Regeln der neuen Rechtschreibung.

Die Autorin: Sabina Pilguj wurde 1963 geboren; sie interessierte sich schon sehr früh für Dinge aus dem ganzheitlichen Lebensbereich. Aufgrund gesundheitlicher Probleme kam sie um 1985 mit Yoga in Berührung. Neben vielen anderen Aus- und Fortbildungen z. B. im Bereich Massage, Kinesiologie, Gesprächsführung, Edelsteinkunde blieb sie auf dem Weg des Kundalini-Yogas nach Yogi Bhajan und absolvierte eine Yogalehrerausbildung in Stufe I und II sowie eine Zusatzausbildung für Kinderyoga.
Sabina Pilguj hält Seminare mit Schwerpunkt Yoga, Entspannung und Massage im In- und Ausland. Ihre Kurse finden großen Zuspruch seitens der Kinderärzte, Pädagogen und Erzieher. Um den Kindern noch mehr Hilfestellung und den Eltern Unterstützung geben zu können, bildet sie sich außerdem im psychotherapeutischen und heilpädagogischen Bereich fort.

Umschlaggestaltung: Behrend & Buchholz, Hamburg
Titelfoto und Innenfotos: Daniel Wetzel, Berlin
Zeichnungen (S. 56, 81 und 96): Ewa Sattarzadeh, Wulfsen
Redaktion: Jeanette Stark-Städele
Satz: Thoms BuchDesign
Druck: Westermann Druck Zwickau
Printed in Germany

Gedruckt auf alterungsbeständigem Papier mit chlorfrei gebleichtem Zellstoff

ISBN 3-332-01349-1

Inhalt

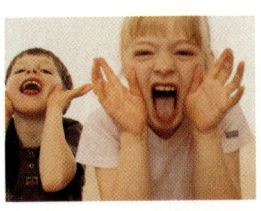

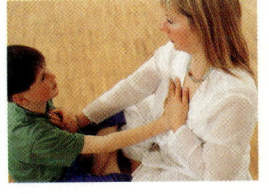

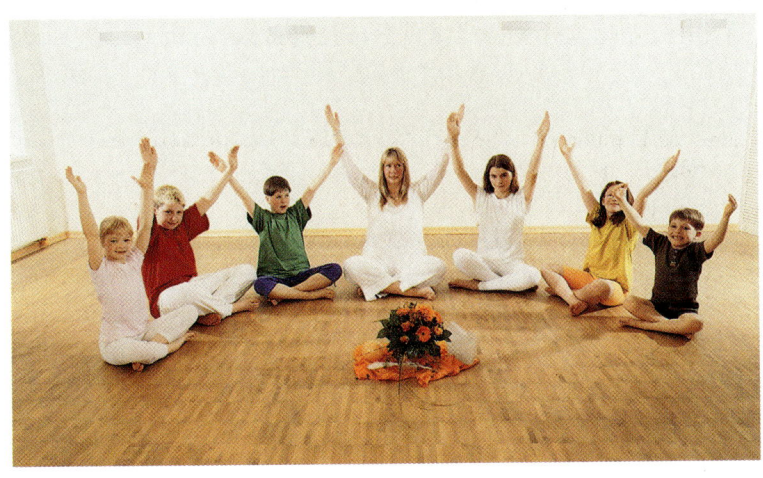

Es ist wichtiger,
Kinder glücklich zu
machen, als durch
Kinder glücklich zu
werden.

        Walter Bärsch

Anmerkung:

Im Rahmen dieses Buches ist es selbstverständlich nicht möglich, zu allen Krankheitserscheinungen Stellung zu nehmen. Wenn Ihr Kind gesundheitliche Probleme hat, wenden Sie sich bitte auf jeden Fall an eine fachkundige Person (einen Kinderarzt oder Heilpraktiker), bevor Sie mit den Kinderyogaübungen beginnen.
Die Autorin und der Verlag können keine Haftung übernehmen.

Danksagung
Ich danke allen Menschen, die mich auf meinem Weg begleitet haben.

Ein herzliches Dankeschön geht an Elisabeth Ingwersen für ihre unermüdliche Unterstützung.

Ganz besonders möchte ich allen Lehrern danken, die mich auf meinem yogischen Weg unterrichtet und mich mit den Lehren von Yogi Bhajan vertraut gemacht haben.

Danken möchte ich meinen Eltern; durch sie durfte ich auf die Welt kommen.

In Demut und Liebe danke ich meinem Mann Frank, der mich auf meinem intensiven Weg immer voller Verständnis begleitet hat und mir in sehr anstrengenden Zeiten immer wieder Mut gemacht hat weiterzugehen.

Einer meiner größten Lehrmeister ist jedoch mein Sohn Ricardo. Ich habe unendlich viele Dinge von ihm lernen können und werde weiterhin von ihm lernen. Durch ihn habe ich auch gelernt, was Geduld und Liebe bedeuten.

Erwähnen möchte ich auch alle großen und kleinen Kursteilnehmer/innen, die mir so viele Erfahrungen ermöglicht haben, an denen ich wachsen durfte.

Ich danke allen, die ich zur richtigen Zeit am richtigen Ort getroffen habe, und die dazu beigetragen haben, dass meine Vision von einem besonderen Kinderyogabuch Gestalt annehmen konnte.

Ein großer Dank gilt den Yogakindern Alexandra Löser, Andreas Gehrdau, Jana König, Ricardo Pilguj, Janine Sievert und Fabio Kruse, die mir die tollen Fotos ermöglicht haben.

Sabina Pilguj

Einleitung

In der heutigen Gesellschaft sind Kinder gewohnt, ständig unterhalten zu werden. Sie sind einer permanenten Reizüberflutung durch Medien und übervolle Terminkalender ausgesetzt, sodass ihre Kreativität und die Entwicklung ihrer Persönlichkeit in den Hintergrund treten. Darauf reagieren Kinder oft mit Langeweile und Interesselosigkeit, sie verlieren die Eigeninitiative und wissen nicht, was sie tun sollen, wenn Angebote von außen fehlen. Andere werden auch aggressiv und hyperaktiv.

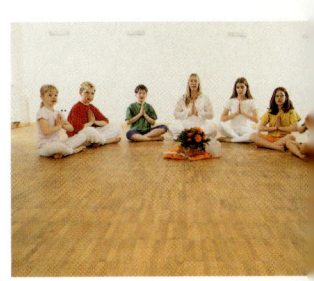

Daher ist es in dieser schnelllebigen Zeit wichtig, dass Kinder lernen, wie sie sich jederzeit aus der Reizüberflutung von außen lösen können. Diese Möglichkeit bietet Yoga. Durch Yoga-Übungen lernen sie entspannen und neue Kraft schöpfen, um wieder in der „eigenen Mitte" zu sein.

Viele Erzieher und Pädagogen beobachten hypermotorische, unkonzentrierte, zappelige Kinder, die auch Schwierigkeiten in ihrer Bewegungskoordination haben. Einfache Balancierübungen fallen vielen Kindern schon sehr schwer. Ebenso gehören Haltungsschäden, Spannungskopfschmerzen, Bauchschmerzen, Konzentrationsstörungen, Defizite in der körperlichen und geistigen Entwicklung sowie andere psychosomatische Störungen zu den Problemen der heutigen Kinder. Auch hier kann Yoga durch Entspannung und Körperübungen Abhilfe schaffen.

Ist ein Kind noch nicht von so vielen Reizüberflutungen beeinträchtigt, können wir Erwachsene viel von dem Kind lernen:

Kreativität, Intuition, Lebendigkeit,

ein offenes Herz,

für alles offen und vorurteilsfrei zu sein.

Was Kinder brauchen

Kinder brauchen feste Regeln. Regeln geben den Kindern Sicherheit und zeigen ihnen Grenzen. Bei Fehlverhalten sollte man immer zunächst mit Toleranz, Intuition und sanften Mitteln regieren, bevor eine Strafe verhängt wird. Unnötige Verbote dagegen hemmen ein Kind in seiner freien Persönlichkeitsentwicklung.

Kinder müssen in ihrem Leben auch Enttäuschungen kennen lernen, denn diese gehören zum inneren Wachstum – ebenso wie Entbehrung und Verzicht.

Kinder brauchen Vorbilder – ein wahrhaftiges Vorbildverhalten, das wir Erwachsene ihnen vorleben. Alles, was man von seinem Kind verlangt, sollte man ihm auch vorleben.

Vorbilder geben Kindern Sicherheit. Fehlt diese Sicherheit, ist das Kind überfordert, und es können sich Ängste und andere Störungen, wie nervöse Beschwerden, Hyperaktivität und Schlaflosigkeit, entwickeln. Kinder suchen nach Vorbildern. Fehlen diese in ihrem Alltag, so orientieren sie sich an Büchern, Comics, Filmen, Computer- und Gameboyspielen. Dort finden sie Vorbilder mit fratzenhaften, oft nicht menschlichen, Angst erzeugenden und aggressionsfördernden Zügen.

Wir Erwachsene müssen Kinder lehren, aufrichtig und menschlich miteinander umzugehen, uns fair zu streiten und wieder zu vertragen. Wir müssen Kindern das Gefühl der Geduld und Liebe vermitteln und ihnen konsequent wichtige Werte vorleben.

Die Bedeutung des Yoga

Yoga schafft eine Verbindung von Körper, Geist und Seele.

Yoga vermittelt eine ganzheitliche Sichtweise auf das Leben. Man wird offener für neue Gedanken und toleranter gegenüber anderen Menschen. Man lernt Situationen anzunehmen, ohne alles gleich zu bewerten. Beim Yoga gibt es grundsätzlich keine Wertung – es gibt kein „Richtig" oder „Falsch".

Durch die Yogaübungen wird der Energiefluss in unseren fein- und grobstofflichen Kanälen, wie Nervenbahnen, Nadis, Meridianen sowie Lymph- und Blutgefäßen angeregt. Wir trainieren die Muskulatur, der Körper bleibt geschmeidig und wir bekommen ein neues Verantwortungsbewusstsein für unseren Körper.

Yoga lehrt, in den eigenen Körper hineinzuspüren. Dadurch erfährt man einen neuen Bezug zum eigenen Körper mit all seinen Organen und Funktionen. Man lernt mit Stress umzugehen. Denn Stress ist in unserem Leben (fast) immer vorhanden – man muss nur so damit umgehen wissen, dass er uns nicht gesundheitlich beeinträchtigt.

Das Wort Yoga wird von dem Sanskrit-Wort „Yuj" abgeleitet, das „verbinden" bedeutet. Yoga schafft eine Verbindung von Körper, Geist und Seele.

Wie Kinder von Yoga profitieren

Kinder können bereits im Alter von drei Jahren mit Yoga beginnen. Denn es ist sehr wichtig, frühzeitig etwas für die Haltung zu tun. Da Kinder sich heute viel zu wenig bewegen, haben schon viele Kinder eine schlechte Körperhaltung und enorme Beweglichkeitsprobleme der Wirbelsäule. Manche Kinder sind nicht mehr in der Lage, einfache Dehnübungen ohne Schwierigkeiten durchzuführen, weil der Muskeltonus zu schwach ist. Es fehlt jegliche Spannung.

Yoga fördert das Körperbewusstsein.

Doch es ist nicht nur wichtig, eine gut trainierte Muskulatur zu haben, sondern auch einen Bezug zum eigenen Körper zu bekommen. Durch Nachspüren und Wahrnehmungsübungen lernen Kinder ihren Körper neu zu spüren und zu fühlen. Dadurch bekommen sie schon früh ein Gefühl der Verantwortung für ihren eigenen Körper. Durch das Wecken der Sensibilität bleiben sie in Kontakt mit ihrer inneren Stimme. Sie lernen ihrem Körper zu vertrauen. Sie werden selbstsicherer, sind weniger aggressiv und gewalttätig. Sie lernen die Natur zu respektieren und allen Lebewesen und Pflanzen mit Achtung zu begegnen und die Natur bewusst mit allen Sinnen wahrzunehmen.

Im Kinderyoga wird vor allem auf spielerische Übungen und nicht auf Kraft- und Ausdauertraining Wert gelegt. Gelenke, Sehnen und Muskulatur sollen nicht überstrapaziert werden, da diese sich erst entwickeln müssen.

Yoga soll in der Entwicklung und im Reifeprozess früh die Sinne trainieren und einen körperlichen Ausgleich schaffen. Es hilft, Spannungen abzubauen, denn die Reizüberflutung bewirkt nicht nur eine seelische Anspannung, sondern auch eine damit verbundene Muskelverkrampfung.

Psychosomatische Beschwerden werden durch Yoga oft kuriert.

Faktoren wie Angst, Sorgen und Stress bewirken eine Verspannung bzw. Verkrampfung der Muskulatur und beeinflussen gleichzeitig die Atmung. Als Folgeerscheinung kommt es meist zu einer flachen Atmung. Hinzu kommt, dass das Kind eine schützende Körperhaltung einnimmt und den Bauch anspannt. Alle diese nicht ausgedrückten Gefühle können sich im Bauchbereich stauen und dadurch entsteht das Bauchweh, das organisch nicht behandelbar ist. Im Kinderyoga lernen Kinder, Spannungen abzubauen, sich selbst zu fühlen und wahrzunehmen, besonders auch im Bauchbereich. Wenn sie dieses Unwohlsein fühlen und bewusst wahrnehmen, gelingt es ihnen durch die Übungen und die Tiefenentspannung, den Bauchbereich zu entspannen.

Bei den Kinderyogaübungen mache ich die Kinder mit ihrer natürlichen Atmung vertraut. Sie sollen ihren Atem spüren und wahrnehmen, aber nicht forcieren. Der Atem soll ganz von allein fließen. Dies ist ein entscheidender Faktor, denn ich mache mit den Kindern – außer der Nasenlochatmung – keine Atemübungen. Die Atmung soll sich frei und von allein entwickeln. Erst wenn nach der Pubertät das Drüsensystem voll entwickelt ist, beginne ich mit Atemübungen, wie z. B. Feueratmen.

Durch das Bewusstwerden der Beschwerde sowie das erlernte neue Körpergefühl und die Entspannung sind Störungen bei „Bauchweh-Kindern" schnell verschwunden.

Yoga stärkt das Kind

Alle Anlagen, die ein Kind mit auf die Welt gebracht hat, können spielerisch mit Hilfe von Körper- und Konzentrationsübungen gefördert werden.

Sehr gut eignet sich Yoga auch für aktive Kinder und für Kinder, die „irrtümlich" als hyperaktiv bezeichnet werden. Bei ihnen soll keineswegs ihre sprudelnde Lebendigkeit und tiefe innere Lebensfreude unterdrückt werden. Vielmehr sollen diesen Kindern klare Regeln aufgezeigt werden, die Sicherheit geben und sie mit ruhigeren Momenten des Lebens vertraut machen.

Sinn des Kinderyoga ist es, Kindern mehr Selbstwertgefühl, Willenskraft und Selbstentfaltung zu ermöglichen. Hierbei wird versucht, die Ideen des Kindes einzubeziehen. Dabei sind die Übungen immer spielerisch und nie leistungsorientiert.

So richtet sich dieses Buch an Eltern, aber auch an Erzieher und Erzieherinnen, Pädagogen und Pädagoginnen sowie Yogalehrer und Yogalehrerinnen, die mit Kindern die vielfältige Welt des Yoga entdecken wollen. Dabei wünsche ich Ihnen viel Freude.

Mit Kindern Yoga üben

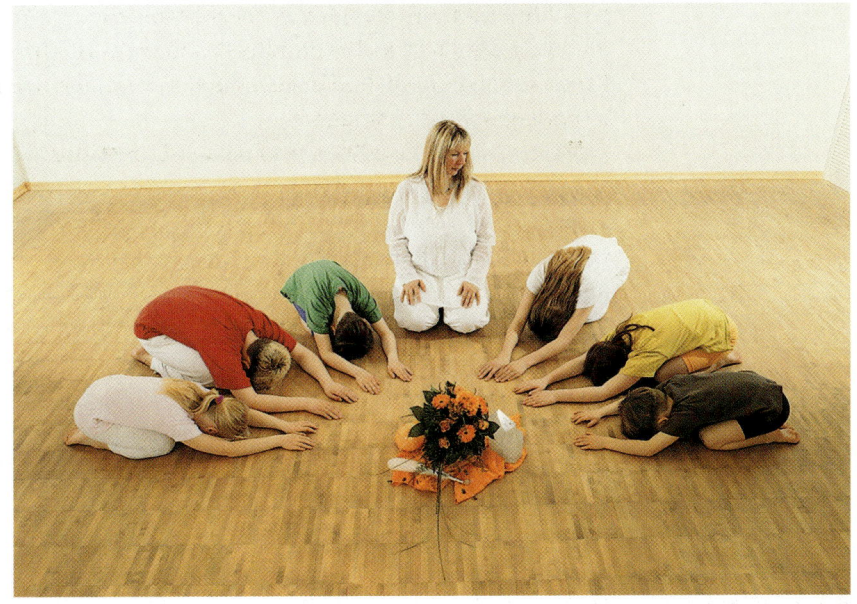

Wer Kinder in die Welt des Yoga einführen möchte, sollte sich gut auf diese Aufgabe vorbereiten. Freude an Yoga, die Bereitschaft, ganz auf die Kinder einzugehen, die Fähigkeit, in sich zu ruhen und dabei gleichzeitig offen für die Welt zu sein – das sind die besten Voraussetzungen.

Welche Möglichkeiten gibt es, mit Kindern Yoga zu üben?

Yoga bereichert das Leben eines Kindes in besonderer Weise. Daher ist es schön, wenn Kinder die Möglichkeit erhalten, Yoga zu erlernen. Eine Möglichkeit besteht darin, dass das Kind zunächst einen Kurs bei einem ausgebildeten Yogalehrer besucht – vielleicht sogar gemeinsam mit den Eltern. Dort werden die grundlegenden Regeln und Übungen sowie die innere Einstellung des Yoga vermittelt.

Doch nicht überall werden Kurse angeboten. Und es ist durchaus möglich, dass Kinder von ihren Eltern in die Welt des Yoga eingeführt werden. Natürlich ist es in diesem Fall von Vorteil, wenn die Eltern bereits mit Yoga vertraut sind – doch das ist keineswegs Bedingung. Es kann spannend sein, gemeinsam Yoga zu entdecken. Daher wendet sich dieses Buch ausdrücklich auch an Eltern, die einen Einstieg in Yoga suchen. Lesen Sie dieses Buch sorgfältig durch, versetzen Sie sich in die Gedankenwelt des Yoga und machen Sie sich mit Ihrem Kind auf den Weg durch die siebenteilige Übungsreihe, die in diesem Buch beschrieben ist. Wichtig ist, dass Sie jede Stunde im vorhinein gründlich vorbereiten, so wie es beschrieben ist.

Wichtige Voraussetzungen

Wer mit Kindern Yoga übt, muss Feingefühl entwickeln, um die Energie der Kinder zu spüren und ihnen die Übungen so lebendig wie möglich zu vermitteln.

Wenn Sie als Eltern mit Ihrem Kind oder – noch besser – mit einer kleinen Kindergruppe Yoga üben wollen, sollten Sie sich gut auf diese Aufgabe vorbereiten. Am wichtigsten ist es, gern mit den Kindern zusammenzusein, sie zu lieben und offen für ihre Gefühle zu sein. Gut ist es, wenn man mit Yoga bereits vertraut ist. Als „Kinderyogalehrer" sollte man inspirierend, intuitiv und klar in den Unterricht gehen. Dabei fühlt man sich ein wenig wie ein Star auf der Bühne eines Theaters. Wirkt man echt und überzeugend, haben die Kinder Spaß und gehen im Unterricht mit. Andererseits spüren die Kinder sofort, wenn man nicht hinter der Sache steht und einfach nur seine Unterrichtseinheit absolviert. Dann wird der Unterricht schnell holprig.

Bevor eine Unterrichtsstunde beginnt, wird die Energie, die man in der jeweiligen Unterrichtsstunde haben möchte, gedanklich herbeigeführt.

Während des Unterrichts gehört die volle Konzentration dem Kind bzw. den Kindern, um auf diese Weise das Befinden des Kindes bzw. die Gruppendynamik zu spüren. So kann man spontan auf die Bedürfnisse der Kinder eingehen und evtl. Elemente austauschen. Flexibilität ist wichtig. Unterrichten Sie deshalb nicht stur nach Plan. Ein Übermaß an Energie bei den Kindern sollte nicht abgeblockt, sondern durch gezielte Übungen umgelenkt werden.

Schön ist es, sich selbst gelegentlich aus der Führungsrolle zu nehmen, damit sich die Kinder einbringen können. Das regt die Kreativität der Kinder an und wirkt der Trägheit des Konsumverhaltens entgegen.

Wichtig ist es, die Kinder so anzunehmen, wie sie sind. Sie sollen ganz sie selber sein dürfen. Spüren Kinder dieses Verständnis, sind sie bereit, Vertrauen zu entwickeln und sich dem Yogaunterricht zu öffnen.

Yoga muss ohne Leistungsdruck ausgeübt werden.

Jede Art von Leistungsdruck wird aus dem Unterricht verbannt. Die Kinder machen die Übungen so, wie sie es können. Sie finden sich in den Übungen wieder und je öfter sie die Übungen praktizieren, umso intensiver und korrekter werden diese ausgeführt. Wie stark Kinder heute unter Leistungsdruck stehen, macht folgendes Beispiel deutlich:

Ein achtjähriges Kind mit diversen Tics und Wahrnehmungsstörungen wurde bei mir zum Yogakurs angemeldet. Das Kind hatte bereits verschiedene therapeutische Erfahrungen sammeln dürfen. Der Kinderarzt riet schließlich dazu, das Kind zum Kinderyoga anzumelden. In meinem Unterricht konnte das Kind ganz es selbst sein. Ich nahm es so an, wie es wirklich war – und es zeigte bei mir keinerlei Tics oder sonstige Störungen. Ich konnte lediglich motorische Koordinationsstörungen im Zusammenhang mit dem Links-Rechts-Bereich der Gehirnhälften feststellen. Das Kind durfte einfach sein, ohne Druck von außen, und dies war schon Entspannung pur.

Das Feingefühl und die Intuition der Eltern bzw. des Kinderyoga-
lehrers werden sich durch die Erfahrungen schnell weiterentwickeln
können. Von zentraler Bedeutung ist es, auf sein Gefühl zu hören.

*Ein vierjähriger Junge kam mit seiner Mutter in den Yogakurs. Als ich
ihn begrüßen wollte, fühlte er sich so in seiner Distanz verletzt, dass
er nach mir trat. Im Unterricht war er sehr wach und aufmerksam,
machte jedoch keine Yogaübung mit. Die Mutter war völlig verzweifelt und wollte nach der dritten Stunde aufgeben. Ich spürte aber, dass
der Junge Interesse zeigte, auch wenn er nur auf seiner Decke saß. Ich
spürte, dass ihn irgendetwas blockierte. Ich teilte der Mutter meine
Wahrnehmung mit und ermunterte sie, weiter den Kurs zu besuchen.
Ich bat sie zu versuchen, die Yogastunde für sich allein weiterzuma-
chen und ihren Sohn gedanklich in dieser Zeit loszulassen. Es war
schwer für die Mutter, aber sie war dazu bereit. Der Junge beobach-
tete das Geschehen weiterhin aus der Distanz, ein Verhalten, das er
auch im Kindergarten zeigte. Nach der siebten Yogastunde gab es zwei
Wochen Herbstferien. In der achten Yogastunde schließlich trat die Veränderung ein: Der Junge machte begeistert alle Yogaübungen mit –
und für mich erstaunlich: Die von ihm ausgeführten Übungen waren
total perfekt. Diese positive Veränderung vollzog sich auch im Kindergarten sowie im privaten Bereich. Der Junge hatte sich geöffnet. Die
Mutter bestätigte, dass diese Veränderung auf den Kinderyogaunterricht zurückzuführen sei. Die Geduld hatte sich gelohnt!*

Keine Kritik!

*Motivation spornt
die Durchhaltekraft
und Kreativität an.*

Ganz wichtig ist es, das Kind nie zu kritisieren. Sagen Sie dem Kind
auch nie: „Das machst du falsch." Raten Sie dem Kind vielmehr:
„Mach es so, dann geht es leichter." Oder erklären Sie den Kindern,
dass diese Übung noch sehr schwierig ist. Machen Sie Mut: „Üb weiter, dann wird es besser."

Die Eltern müssen lernen, Geduld zu haben. Viele Eltern meinen,
ihr Kind müsse die Übungen in kurzer Zeit perfekt ausführen können. Doch Kinder sind keine Roboter, sie sind nicht jeden Tag gleich,
und sie machen die Übungen so gut sie können.

Wenn das Kind die Eltern als Yogalehrer erlebt

Wenn Eltern ihre Kinder in die Welt des Yoga einführen, vermitteln sie ihnen, dass Yoga wichtig für Körper, Geist und Seele ist. Und die Kinder haben Spaß mit ihren Eltern. Durch diese gemeinsame Aktivität wird die Beziehung zwischen Eltern und Kindern gestärkt. Und auch für die Eltern ist es sehr wertvoll, selbst wieder einmal kindliche Kreativität zu entwickeln und einfach Spaß zu haben. Dafür sollten sie sich Zeit nehmen.

Wiederholungen sind wichtig

Im Yoga werden Übungen häufig wiederholt. Das wirkt auf Erwachsene oft langweilig. Aber in unserer schnelllebigen Zeit muss auch Raum für Wiederholungen sein. Kinder leben im Rhythmus und in der Wiederholung. Durch mehrmaliges Wiederholen erleben sie verschiedene Dinge intensiver und können sich daran üben. Ohne diese Ausdauer und das ständige Üben hätte kein Kind laufen gelernt. Genauso ist es beim Kinderyoga. Neue Übungen sind zwar sehr spannend, aber die Kinder sollen sich mit den Übungen identifizieren, sich entwickeln und die Übungen für sich allein kreativ ausleben. So sind Kinder z. B. beim ersten Ausführen der Löwe-Übung (siehe Seite 114 f.) manchmal noch etwas gehemmt. Wird die Übung öfter wiederholt, kann sich das Kind mehr und mehr mit der Kraft des Löwen identifizieren und die Übung immer besser darstellen. Dadurch entwickelt es auch mehr Mut und Selbstbewusstsein.

Der achtjährige Tim war ein zartes Kind und hatte im Gruppenverband Schwierigkeiten sich durchzusetzen. Im Yogaunterricht lernte er ein ganz anderes, für ihn neues Gruppenverhalten kennen. Keiner belächelte oder ärgerte ihn, er durfte seine Gefühle frei äußern. Durch die Wiederholung der Löwe-Übung fand er Zugang zu seinem inneren Kraftpotenzial. So hatte er sich zuvor niemals gefühlt. Durch das Fühlen der Kraft des Löwen und durch das Brüllen entdeckte er auch seine Stimme. Er durfte probieren, sich auszudrücken. Der Junge entwickelte durch den Kinderyogaunterricht und besonders durch die Löwe-Übung ein ganz neues Selbstwertgefühl. Er lernte, sich stark zu fühlen, sich in der Gruppe durchzusetzen und sich nicht mehr ärgern zu lassen.

Der richtige Einstieg

Bei jüngeren Kinder muss eine längere Aufwärmphase eingeplant werden. Jüngere Kinder brauchen mehr Zeit zum Ankommen und zum Loslassen von Spannungen. Daher lasse ich sie zusätzlich zu den Aufwärmübungen den Hampelmann machen oder sie einfach auf der Stelle laufen und dabei immer schneller werden. Eine weitere Übung besteht darin, den ganzen Körper auszuschütteln, beginnend bei den Beinen. Dann kommen Po und Bauch hinzu, Oberkörper, Schultern und Arme und zuletzt wird der Kopf mitbewegt und alles darf wackeln und sich anfühlen wie Wackelpudding.

Yogaunterricht mit Schulkindern

Schulkinder brauchen Erklärungen. Sie wollen wissen, warum sie etwas tun.

Der Unterricht für ältere Kinder ab sieben Jahren (bis ins Pubertätsalter) verläuft weniger spielerisch. Die Übungen sind identisch, die älteren Kinder wollen aber für die Übungen eine Erklärung. Sie „machen" nicht mehr einfach, sondern sie wollen wissen, warum sie etwas tun. Daher gebe ich mehr Erklärungen zu den Übungen. Bei der Übung „Katz und Kuh" (siehe Seite 32 f.) erkläre ich den Kindern z. B., dass die Rückenmuskulatur durch das lange Sitzen in der Schule überanstrengt ist. Dadurch nimmt man oft eine krumme Schonhaltung ein. Durch das krumme Sitzen leiden nicht nur die Wirbelsäule und die Muskulatur, sondern auch die Energiebahnen (Nervenstränge, Meridiane usw.) werden in ihrem Energiefluss blockiert, die Verdauungsorgane und die Lungen werden gequetscht. „Katz und Kuh" bringt Entspannung in die Rückenmuskulatur und alles kommt wieder in Fluss.

Schulkinder sind höchst wissbegierig. Sie genießen es, ernst genommen zu werden und sich in den Unterricht mit ihren Emotionen einbringen zu dürfen. Wird in einer Gruppe Yoga geübt, so sind Auslachen und Hänseln absolut tabu. Es darf nicht geduldet werden, dass ein Kind von den anderen ausgelacht wird, weil es etwas „Dummes" gesagt hat oder die Übungen nicht richtig ausführt. Kinder, die eine Sache nicht so gut können, müssen voller Respekt und Achtung behandelt werden. Dies gilt natürlich auch schon für jüngere Kinder.

Zu den verschiedenen Themen lasse ich die Kinder ihre Ideen und Gedanken einbringen. So fühlen sie sich in den Unterricht integriert.

Die Übungszeiten der einzelnen Übungen und Meditationen werden bei Schulkindern etwas verlängert. Die jüngeren Kinder führen die Übungen und Meditationen etwas kürzer durch.

Klare Regeln müssen auch bei Schulkindern aufgestellt und eingehalten werden.

Die Bedeutung des Yoga für Kinder

Kinder lieben Kinderyoga und viele üben im Laufe der Zeit bestimmte Yogaübungen oder Meditationen für sich allein weiter.

Sie lernen, sich in den eigenen Gefühlen auszudrücken. Übungen mit Farben, z. B. das Ausdrücken von unangenehmen Gefühlen und das Finden der Wohlfühlfarbe, sind etwas sehr Hilfreiches für Kinder, das sie in ihr Leben übernehmen. Ebenso berichten mir die Schulkinder, wie hilfreich die Nasenlochatmung (siehe Seite 69 ff.) für sie ist. Sie wenden sie an, wenn sie z. B. vor Klassenarbeiten aufgeregt sind. Ebenso wissen die Schulkinder durch meine Erklärungen, wie wichtig Übungen für den Rücken sind. Einige Kinder üben manche der Rückenübungen nach der Schule, weil sie spüren, dass es ihnen dadurch besser geht.

Massagen

Yoga wird durch Massagen ideal ergänzt. Daher finden Sie in diesem Buch auch einige einfach anzuwendende Massagen, für die keinerlei Vorkenntnisse erforderlich sind.

Nach einer Massage fühlt man sich einfach gut.

Massagen lockern Muskeln und Gelenke und bringen die Energiebahnen und Meridiane in Fluss. Massagen schaffen Vertrauen, und auch schon jüngere Kinder lernen, sich selbst wahrzunehmen und ihren Körper zu spüren. Daraus kann sich schon früh ein Verantwortungsbewusstsein für den eigenen Körper entwickeln.

Gerade auch sehr aktiven Kindern, die mit ihren Gedanken überall und nirgends sind, wird durch Massagen ein neues Gefühl von Vertrauen, Loslassen, Körperwahrnehmung und Entspannung vermittelt. So können sie abends nach einer Massage all ihre am Tag aufgenommenen Spannungen einfach loslassen.

Möchte das Kind die Berührung im Moment noch nicht, akzeptieren Sie dies. Das Kind sollte nicht zur Massage überredet werden. Geben Sie dem Kind Zeit, ein Gefühl für Berührung aufzubauen. Bauen Sie behutsam Vertrauen auf und tasten Sie sich vorsichtig an den Körperkontakt heran.

In diesem Buch werden eine Kopfmassage (siehe Seite 106), eine Rückenmassage (siehe Seite 82) und eine Fußmassage (siehe Seite 66) vorgestellt.

Die Kopfmassage bietet einen guten Anfang, um an das Gefühl der Berührung heranzuführen. Die Rückenmassage ist bei Kindern sehr beliebt. Sie bringt viel Spaß. Sehr schön ist diese Massage auch nach einem Bad, wobei sich das Eincremen mit der Massage verbinden lässt und sich so in den Rückenmassagen-Spaß verwandelt. Als dritte Massage wird die Fußmassage vorgestellt. Sehr gut wirkt sie bei aktiven, zappeligen Kindern. Allerdings gibt es hier manchmal Schwierigkeiten, da einige Kinder keinen Kontakt zu ihren Füßen haben. Sie kennen Fußkontakt nur vom Kitzeln. Gehen Sie hier besonders behutsam vor.

Bei allen Massagen ist zu beachten:

- Zuvor die Hände leicht erwärmen, z. B. durch Händereiben oder Kneten.
- Den Kindern genügend Zeit zum Öffnen und zum Aufbau von Vertrauen lassen. Viele Kinder können sich schlecht einlassen und lehnen eine Massage ab oder sie kichern. Beginnen Sie immer wieder neu und zeigen Sie dem Kind, dass es Ihnen vertrauen kann und dass Sie es nur sanft berühren wollen.
- Legen Sie die Hände sanft auf dem Körper des Kindes auf. Es fühlt sich unangenehm und plump an, wenn der Kontakt zu schnell aufgenommen wird.
- Wenn Sie die Hände auf dem Körper des Kindes aufgelegt haben, lassen Sie sie einen Moment verweilen, um sich gegenseitig wahrzunehmen.
- Ebenso beim Beenden einer Massage: Lassen Sie die Hände noch einen Moment liegen und entfernen Sie diese ganz sanft.
- Bei der Fußmassage achten Sie darauf, dass der Fuß, der nicht berührt wird, auch zugedeckt wird, damit er nicht auskühlt.

Der Yogaunterricht

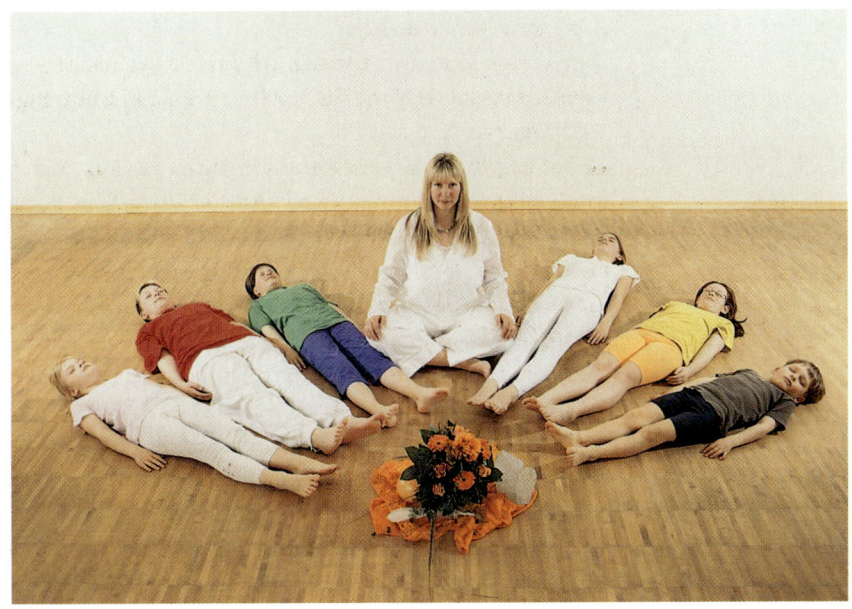

Damit der Yogaunterricht ungestört ablaufen kann und zu einer wertvollen Erfahrung wird, gilt es, eine ansprechende Atmosphäre zu schaffen und bestimmte Regeln zu beachten. Darüber hinaus muss der Ablauf der Yogastunde vorab genau geplant und durchdacht werden.

Die Kinderyogaregeln

Klare Regeln ermöglichen einen ungestörten Unterrichtsverlauf.

Damit der Unterricht ohne Störung und ständige Ermahnungen ablaufen kann, sollten vorab klare Regeln vereinbart werden, die dem Kind bzw. den Kindern deutlich aufgezeigt werden. Für meinen Kinderyogaunterricht gelten folgende Regeln:

- Bei Unwohlsein oder Krankheit kein Yoga üben (bzw. nur nach Absprache mit dem Yogalehrer).
- Spielsachen, Kuscheltiere und Handys gehören nicht in den Kinderyogaunterricht und bleiben zu Hause.
- Unmittelbar vor dem Yogaunterricht nichts essen.
- Kinderyoga soll Spaß machen und wir wollen auch Grund zum Lachen haben, aber im Unterricht wollen wir keine Blödis (Blödis: meine Definition für Kinder, die immer nur den Unterricht stören und Quatsch machen).
- Immer gut zuhören.
- Bei den Yogaübungen voneinander Abstand halten und sich nicht gegenseitig berühren oder anrempeln (damit sich niemand verletzt) und anderen niemals weh tun.
- Nichts kaputt machen.
- „Kann ich nicht, will ich nicht" gibt es nicht beim Kinderyoga. Sondern: „Was ich nicht kann, versuche ich!"
- Niemals über andere Kinder lachen. Jeder macht alles so gut, wie er kann.
- Wenn eine Übung überhaupt keinen Spaß bringt, oder die Lust dazu fehlt, ist das in Ordnung. Aber dann bitte ruhig sitzen bleiben und die anderen Kinder nicht stören.
- In der Entspannungszeit ist absolute Ruhe einzuhalten.

Der Yogaraum

Wohlfühlen sollte man sich im Yogaraum.

Der Raum für den Yogaunterricht sollte freundlich gestaltet und gut temperiert sein. Beachten Sie dabei, dass Sie beim Unterricht mit jüngeren Kindern mehr Platz brauchen, da diese einen größeren Bewegungsdrang haben.

Schmücken Sie den Raum z. B. mit ein paar Blumen oder legen Sie ein paar Edelsteine auf ein Seidentuch und zünden Sie eine Kerze an. Auch ein dezenter Duft aus der Duftlampe wird als sehr angenehm empfunden. Kinder sind von klein auf sehr empfänglich für eine besondere Atmosphäre.

Äußere Störfaktoren, wie Klingeln, Telefon, Radio usw., sollten ausgeschaltet werden.

Die Vorbereitung der Yogastunde

Planen Sie eine feste Zeit für den Unterricht ein. Für jüngere Kinder ist 16.00 bis 17.00 Uhr eine gute Zeit, denn einige Kinder ruhen sich nach der Kindergartenzeit gern noch eine Weile aus.

Der Yogaunterricht findet am Nachmittag statt, aber bitte nicht zu spät, damit die Kinder nicht schon müde und schlapp sind.

Ideal ist, wenn Sie eine Kindergruppe von sechs bis acht Kindern unterrichten können.

Bei einer kleineren Gruppe kann die Gruppendynamik fehlen. Bei mehr als zehn Kindern nimmt die Unruhe überhand und man kann sich nicht mehr auf alle Kinder konzentrieren. Aber es ist selbstverständlich auch möglich, dass Sie mir Ihrem Kind allein oder mit zwei oder drei Kindern üben.

Die Kinder bringen zum Yogaunterricht bequeme Kleidung, Wollsocken/Rutschsocken und eine Decke oder ein Fell, Malblock und Stifte mit.

Bei gesundheitlichen Beeinträchtigungen, wie z. B. Asthma, Herzproblemen, Epilepsie, Nervenproblemen, Allergien, sollten man vor Kursbeginn mit dem Kinderarzt sprechen, um zu erfahren, ob besondere Vorsichtsmaßnahmen getroffen werden müssen.

Eine Yogaeinheit umfasst ca. 60 Minuten. Ein Yogakurs besteht bei mir aus zehn Unterrichtseinheiten. So haben die Kinder Zeit, sich kennen zu lernen und die Erfahrungen zu vertiefen und einen intensiven Bezug zur Welt des Yoga zu bekommen.

Die folgenden Vorschläge, die auf meinem Unterrichtsverlauf basieren, dienen als Anregungen für eine Kindergruppe. Genauso gut können Sie die Übungen aber auch allein mit Ihrem Kind durchführen.

Allgemeiner Aufbau einer Kinderyogastunde

Die erste Yogastunde

Sich kennen lernen und Vertrauen schaffen bilden die Basis des Yogaunterrichts.

Begrüßen der Kinder: Ich begrüße die Kinder und stelle mich vor.

Vorstellungsrunde: Dazu wird ein geschmeidig in der Hand liegender Stein oder ein besonderer, selbst gebastelter und verzierter Stab herumgegeben. Das Kind, das den Stein oder den „Sprechstab" gerade in der Hand hält, sagt seinen Namen.

Ich stelle die Frage: „Wie geht es dir?" Die Kinder erzählen etwas über sich – wenn sie mögen. So lernen sie, über Gefühle zu sprechen.

„Worüber hast du dich gefreut?" Eine Frage, die ich in jeder Yogastunde immer wieder stelle. Ich möchte den Kindern damit bewusst machen, dass es immer etwas gibt, worüber sie sich freuen können. Viele Menschen sind ständig griesgrämig, mal weil es regnet, dann weil es zu heiß ist usw. Dass es ihnen aber gesundheitlich gut geht, ist für sie normal. Sie wissen diese Kostbarkeit nicht zu würdigen. Die Kinder sollen lernen, ihre Gesundheit zu schätzen. Sie sollen sich bewusst machen, dass es an jedem Tag etwas zum Freuen gibt. Freude erzeugt eine positive Lebensqualität.

Yogaregeln: Die Regeln einführen und jede Regel besprechen (siehe Seite 22).

Thema besprechen: Wenn ein besonderes Thema in den Unterricht einfließen soll, muss dieses besprochen werden.

Lockern und aufwärmen: Alle Teilnehmer stellen sich hin. Die Füße sind leicht gegrätscht, die Arme baumeln seitlich am Körper. Ich beginne locker die Arme und den Oberkörper nach rechts und links schwingen zu lassen. Anschließend kreisen die Arme abwechselnd nach hinten und vorn. Nun abwechselnd in Hocke und Stand kommen, also ganz groß und ganz klein werden. Die Überkreuzübung gehört ebenfalls zu den Aufwärmübungen (siehe Seite 124). Sind die Kinder voller Spannung, lasse ich sie den ganzen Körper ausschütteln (siehe Seite 18). Wenn viel Energie vorhanden ist, lasse ich die Kinder im Raum umherlaufen.

Herzschlag spüren: Nach den Aufwärmübungen setzen sich alle in den Schneidersitz und legen die Hände auf das Herzzentrum in der Mitte der Brust. Durch die kreislaufanregenden Aufwärmübungen spüren sie ihren kräftigen Herzschlag. Die Kinder kommen mit sich selbst in Kontakt und spüren sich (den Herzschlag). Ich erkläre den Kindern, dass sich der heftige Herzschlag wieder normalisiert, wenn sie lang und tief atmen. Manchmal ist es befremdend, das eigene Herz so stark pochen zu spüren.

Zur Einstimmung wird ein Mantra oder ein Lied gesungen. Die Kinder müssen wissen: Die Yogastunde beginnt jetzt offiziell.

Einstimmung: Alle Kinder sitzen im Schneidersitz, legen die Handflächen aneinander. Die Daumen liegen auf dem Herzzentrum (in der Mitte der Brust). Zur Einstimmung singe ich ein indisches Mantra.

> Als Mantra bezeichnet man kleine Klangsilben zur Konzentration: „Man" = Geist, „tra" = Projektion.
> Es ist ein überliefertes yogisches Einstimmungsritual.
> Man nennt dieses Singen auch Chanten.

Ich stimme dreimal mit den Kindern an: „ONG NAMO GURU DEV NAMO." Durch dieses Ritual verbeuge ich mich vor dem inneren, unsichtbaren Lehrer, der überall in allem enthalten ist, auch in mir. Mit „ONG NAMO GURU DEV NAMO" verbinden wir uns mit unserem „inneren Lehrer", der uns auf unserem Weg immer zur Seite steht.

Ich habe sehr gute Erfahrungen mit diesem Einstimmungsritual gemacht. Die Kinder betrachten es als etwas ganz Besonderes. Sie können aber auch ein eigenes Ritual zur Einstimmung kreieren.

Yogaübungsreihe / Entspannung / Meditation / Massage oder Spiel: Nun wird eine Yogageschichte mit Übungen und anschließender Entspannung durchgeführt. Im Anschluss kann ein Bild gemalt oder meditiert werden. Wenn ein Bild zur Erlebnisverarbeitung gemalt werden soll, gebe ich den Kindern ca. fünf bis zehn Minuten Zeit dazu. In dieser Zeit beginnen sie mit ihrem Bild, die Fertigstellung erfolgt zu Hause. In der nächsten Stunde schauen wir uns die Bilder gemeinsam an.

Die Zeiten für die Kinderyogaübungen und die Kindermeditation variieren je nach Altersgruppe. Mit jüngeren Kindern sind die Zeiten kürzer als bei Schulkindern. Die Übungsdauer ist auch von der jeweiligen Tagesform der Kinder und von der Gruppendynamik abhängig. Es gibt keine festen Regeln, denn die Übungen sollen ja auch

Spaß bringen. Verlassen Sie sich auf Ihr Gefühl und nehmen Sie die Energie der Kinder wahr. Die Entspannungszeit wird zu Anfang nur mit der Körperentspannung angeleitet. Haben die Kinder ein Gefühl dafür bekommen, können Fantasiegeschichten hinzugenommen werden. Bei der Meditation sind anfangs zwei Minuten empfehlenswert. Die Dauer kann nach Gefühl beliebig verlängert werden. Mit Schulkindern ist es eine schöne Erfahrung, eine Meditation auch mal auf fünf Minuten zu steigern. Anschließend ist Zeit für Spiele, Massagen, Karten ziehen usw. Danach bekommen die Kinder für ihre „besondere Mühe" einen Vollkornkeks oder Trockenfrüchte – ein süßer Abschluss des Yogaunterrichts.

Abschlussritual: Alle Teilnehmer setzen sich noch einmal in den Kreis. Malaufgaben oder sonstige spezielle Übungen für zu Hause werden verteilt. Zum Abschluss chanten wir wieder ein yogisches Mantra und zwar dreimal „SAT NAM" („sat" = Wahrheit, „nam" = Identität, SAT NAM = unsere innere Wahrheit, einfach „wir sind") mit den Kindern. Dazu sitzen alle Kinder noch einmal ganz aufrecht im Schneidersitz und nehmen die Hände vor der Brust zusammen (die Handflächen liegen aufeinander). Danach reichen wir uns die Hände. Wir spüren uns alle noch einmal ganz bewusst, verbinden uns miteinander durch den Kreis, wünschen uns eine schöne Woche und verabschieden uns. Die Kinder bekommen in der ersten Stunde eine gestaltete Karte und am Ende jeder Stunde bekommen Sie einen Aufkleber oder Stempel auf die Rückseite. So können sie genau verfolgen, wie oft sie schon am Unterricht teilgenommen haben.

Yogaübungsreihen

In den folgenden Kapiteln finden Sie komplett gestaltete Unterrichtseinheiten.

Die Übungsreihen sind gedacht
- für Eltern, die gemeinsam mit Kindern Yoga machen wollen,
- für Erzieher und Pädagogen, die Yoga mit in den Kindergarten- oder Schulalltag einfließen lassen wollen,
- für Kinder, die allein Yoga üben wollen.

Bevor Sie mit dem Kinderyogaunterricht beginnen, sollten Sie dieses Buch komplett gelesen haben, damit Sie sich einen Gesamtüberblick über den Inhalt verschaffen konnten. Für jede Yogastunde sollten Sie sich dann das jeweilige Kapitel noch einmal genau durchlesen, damit Ihnen der Inhalt bekannt ist. Im Weiteren sollte Ihnen der Aufbau der ersten Yogastunde inhaltlich klar vor Augen stehen. Haben Sie für Ihre erste Stunde auch die Yogaregeln aufgestellt?

Wichtig ist es, mit den Inhalten der Yogastunde gut vertraut zu sein.

Die jeweils erforderliche Vorbereitung entnehmen Sie der Einführung am Anfang der jeweiligen Yogastunde. Legen Sie die benötigten Utensilien bereit. Dann können Sie die Yogakinder ohne Unterbrechung mit einem Thema und einer Yogageschichte, mit Entspannung und Meditation durch eine Unterrichtseinheit begleiten.

Lesen Sie den jeweiligen Text mit ausdrucksvoller Stimme. Betonen Sie besondere Passagen, in denen z. B. eine Qualität eines Tieres hervorgehoben werden soll. Vermeiden Sie monotones Vorlesen. Da Sie sich vorab mit den Übungen vertraut gemacht haben, machen Sie den Kindern die Übungen auch vor.

Den Einleitungstext zur Körperentspannung können Sie sich der Einfachheit halber als Lesezeichen kopieren, sodass Sie ihn immer griffbereit haben.

Körperentspannung

Der nachfolgende Text dient als Einleitung zur Körperentspannung. Vor jeder Entspannungsgeschichte muss dieser Text vorgelesen werden. (Mit ein wenig Übung können Sie ihn vielleicht bald auswendig.) Lesen Sie den Entspannungstext und die Fantasiegeschichte mit besonderer Betonung und viel sprachlichem Ausdruck. Lassen Sie zwischen einzelnen Passagen auch mal ein paar Sekunden Zeit, damit die Kinder das Gesagte gedanklich umsetzen können.

Achten Sie beim Lesen des Entspannungstextes immer wieder auf Pausen und auf besondere Betonung!

Einleitungstext zur Körperentspannung
Legt euch jetzt alle auf eure Decken und kuschelt euch hinein. Ruckelt noch ein paarmal hin und her, bis ihr ganz bequem liegt. Alle dürfen jetzt einmal meckern wie schlecht gelaunte Meckerzwerge.

Atmet tief ein, und dann seufzt ihr ganz laut und atmet dabei aus. Seufzt dreimal, wie alte Leute es manchmal tun, nur noch viel lauter.

Dann macht eure Arme, Beine, ja den ganzen Körper so steif wie ungekochte Spaghettis. Los, ganz steif und hart! Dann lasst ihr alles ganz weich werden wie gekochte Spaghettis. Macht das dreimal.

Nun habt ihr alle euren Platz gefunden ...

Nun wird zur Du-Form gewechselt, damit sich jedes einzelne Kind auch persönlich angesprochen fühlt.

Entspann nun deine Füße und deine Beine. Lass sie ganz entspannt daliegen. Viele Schritte sind deine Füße und Beine heute schon mit dir gegangen. Sie dürfen jetzt einfach daliegen und sich entspannen.

Entspann deinen Po, deinen Bauch und deinen ganzen Rücken. Alles liegt ganz locker auf dem Boden. Entspann deine Arme und deine Hände und lass sie ganz ruhig liegen. Deine Arme liegen seitlich neben dir oder sind an deinen Körper gekuschelt. Die Finger sind ganz ruhig – es gibt keinen Grund, mit ihnen jetzt herumzufummeln. Dein Köpfchen liegt entspannt auf deiner Decke.

Der Mund ist in der Entspannungszeit sowieso geschlossen. Es gibt nichts zu erzählen. Lass deine Lippen ganz locker und entspannt sein. Wenn du magst, schließ auch deine Augen. Viele Dinge haben deine Augen heute schon gesehen. Sie genießen es, einmal Pause zu haben und sich zwischendurch zu entspannen. Ganz entspannt liegst du nun da und genießt dieses weiche, warme Gefühl in dir ...

Entspannungsende

Nach der Entspannungsgeschichte wird jeweils folgender Text vorgelesen:

Und nun langsam, ganz langsam, löst du dich von all deinen inneren Bildern und Eindrücken und kommst wieder zurück in den Kinderyogaraum:

Atme tief ein und aus,
öffne deine Augen,
beginn dich zu recken und strecken wie Tierkinder.
Reck dich und streck dich sanft in alle Richtungen.
Reib deine Hände und Füße aneinander, alles wird wieder wohlig warm.
Schaukle auf der Wirbelsäule, vor und zurück, und komm hoch zum Sitzen.

Erste Yogastunde: Yogaeinführung

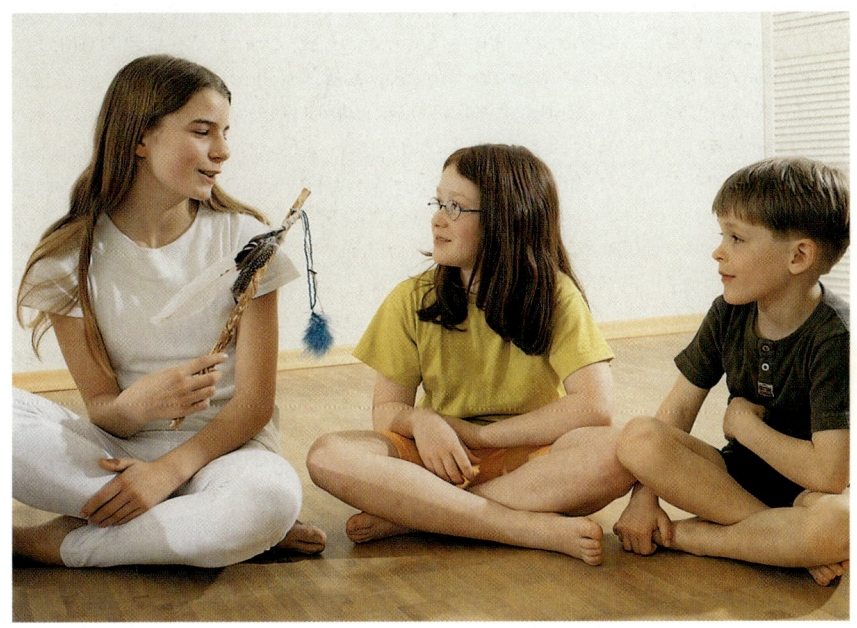

In der ersten Yogastunde geht es darum, die Kinder zum Yoga hinzuführen, sie mit der Gedankenwelt des Yoga vertraut zu machen und die Auswirkungen der Übungen und der Entspannung auf Körper, Seele und Geist zu erklären.

Kinder mit Yoga vertraut machen

Die Kinder müssen verstehen, warum Yoga gut für sie ist.

Nach der Begrüßung der Kinder und der Vorstellungsrunde, bei der ein Sprechstein oder Sprechstab herumgereicht werden und die Kinder ermuntert werden, über ihre Gefühle und ihre Verfassung zu sprechen (siehe Seite 24), werden die Yogaregeln eingeführt und besprochen (siehe Seite 22). Eventuell können sie für alle Kinder kopiert werden.

Nun erklären wir den Kindern die Bedeutung des Yoga:

Yoga ist eine sehr alte Lebensweise aus den östlichen Ländern, wie z. B. Indien. Wir üben Yoga, damit es uns gut geht.

Damit es uns gut geht, müssen drei Dinge im Ausgleich sein.

Warum Kinderyoga gut für dich ist:

Schule: **Denken/Konzentration**
Sport: **Muskeltraining**
Empfinden: **Es geht oft im Alltag unter**

Kinderyoga

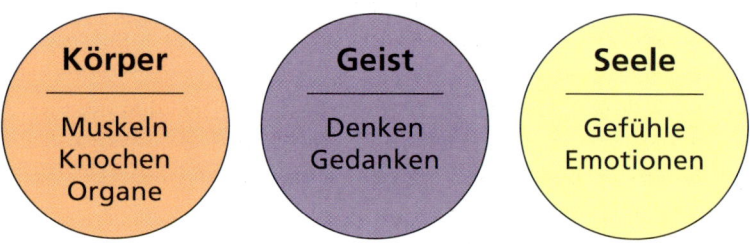

Körper
Muskeln
Knochen
Organe

Geist
Denken
Gedanken

Seele
Gefühle
Emotionen

Alles soll ausgeglichen sein – dann geht es dir gut

Yoga ist *kein* Leistungssport – besser oder schlechter gibt es nicht. Jede(r) ist super.

Diese Skizze lasse ich die Schulkinder farbig zeichnen. So können sie diese Darstellung mit nach Hause nehmen und sich immer wieder daran erinnern.

Arbeitsmaterial: Buntstifte, Papier, Gummibänder, ein Stein (z. B. Edelstein) oder Sprechstab

Wie es unserem Körper ergeht:
Beim Sport werden die **Muskeln** trainiert.
In der Schule wird überwiegend das **Denken** gefordert.
Das **Empfinden** geht manchmal total unter.
Yoga wirkt direkt auf Körper – Geist – Seele.

Was ist Entspannung?
In unserem täglichen Leben haben viele Dinge immer zwei Seiten:
Tag + Nacht,
hell + dunkel,
lachen + weinen.
Beide Seiten gehören immer zusammen. Genauso gibt es in unserem Leben einen Rhythmus von **Anspannung** und **Entspannung.**
Ein Beispiel zur Veranschaulichung: Nehmen Sie ein Gummiband zwischen die Finger beider Hände und veranschaulichen Sie den Zustand „Entspannung" (Gummiband normal) und „Anspannung" (Gummiband in Spannung bringen). Geben Sie Anregungen zu einem Gespräch und fragen Sie die Kinder, was mit dem Gummiband passiert, wenn es immer weiter gedehnt wird. Und was passiert mit Menschen, die keine Entspannung mehr finden?
Sie werden erstaunt sein, welche Ideen die Kinder einbringen.
Eine weitere sehr einprägsame Erklärung für Kinder ist z. B. die Situation, dass Mutter oder Vater viele Dinge auf einmal erledigen müssen und schnell mal losbrüllen und meckern. Dann sind ihre Nerven überstrapaziert (überdehnt/zu viel Anspannung) und sie brauchen dringend Entspannung.
Entspannung ist also lebensnotwendig. Und Entspannung lernt man auch im Yogaunterricht.

Nun folgen das Lockern, Aufwärmen, Spüren und Einstimmen (siehe Seite 24 f.).

Auf dem Bauernhof

Yogaübungsreihe

Es ist ein wunderschöner Tag und wir machen einen Ausflug auf den Bauernhof von Bauer Petersen.

Sonne

Aufwärm- und Dehnübung

Die Sonne scheint ganz warm und es sind kaum Wolken am Himmel, sodass wir die goldene runde Sonne gut sehen können.

Stellt euch aufrecht hin und formt mit euren Armen einen großen runden Sonnenball. Malt jetzt mit Armen und Händen diesen großen runden Sonnenball. Haltet diese Position und dehnt euch mit eurem Oberkörper kreisförmig. Dehnt euch mit dem Oberkörper so gut wie möglich. Versucht die Sonnenkreise größer werden zu lassen. Bewegt euch ein paarmal links und rechts herum.

Katz und Kuh

Fördert die Beweglichkeit der Wirbelsäule und bewirkt durch die Dehnung und Stimulation der Energie-, Nerven- und Lymphbahnen eine anregende Entspannung in allen Organen.

Aus der Ferne entdecken wir den Bauernhof mit dem Haus, den Stallungen und den vielen landwirtschaftlichen Fahrzeugen. Vor dem Hof liegt eine große, saftig grüne Kräuterwiese, übersät mit bunten Wiesenblumen. Auf dieser Wiese weiden friedlich viele braun gescheckte Kühe. Ab und zu schauen die Kühe neugierig umher, dann

Katz und Kuh

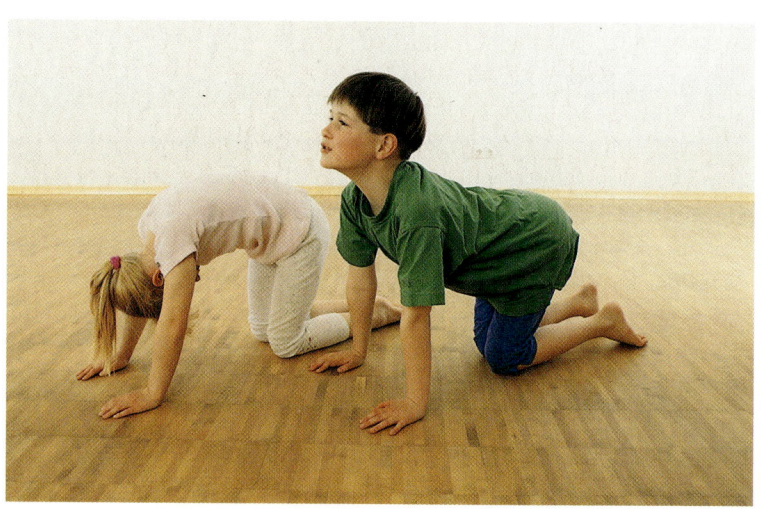

fressen sie weiter. Eine kleine Katze spielt mit dem Schwanz der Kuh Lotte. Immer wieder versucht sie den Schwanz zu erhaschen. Die beiden sind Freunde.

Kommt in den Vierfüßlerstand, setzt dazu Hände und Knie auf dem Boden auf. Nun seid ihr die Kuh Lotte. Hebt neugierig den Kopf – muh! Der Lendenwirbelbereich wird dabei leicht durchgebeugt.

Position A: Kuh

Die Katze macht einen Katzenbuckel vor Freude. Bewegt jetzt den Kopf zwischen den Armen nach unten. Euer Rücken formt den Katzenbuckel – ganz rund – miau.

Position B: Katze

Weiter geht es nun mit einer sanften und fließenden Bewegung von Katz und Kuh: miau – muh. Wer mag, darf auch „muh" und „miau" dazu sprechen – es macht den Unterricht lebendiger.

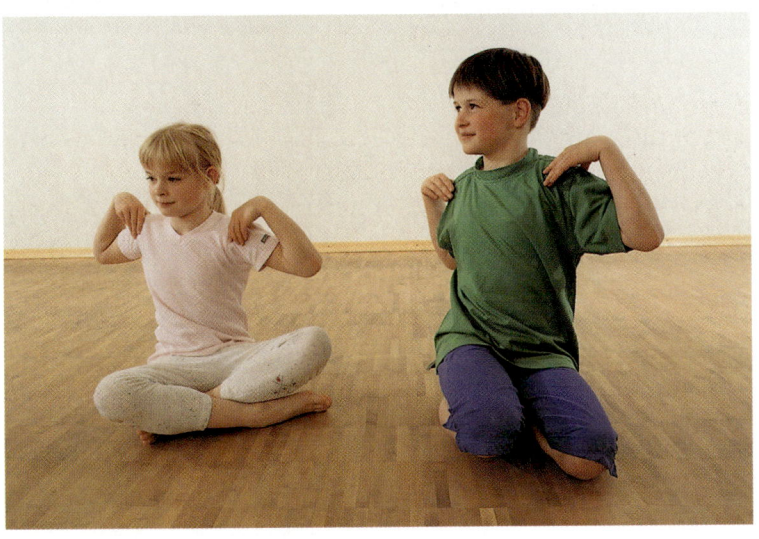

Windrad

Windrad

Am Ende der Weide, nahe beim Bauernhof, steht ein kleines Windrad, angetrieben durch die leichten Windböen. Es dreht sich langsam und gleichmäßig.

Kommt in den Fersensitz (Beine am Boden angewinkelt, ihr sitzt auf dem Po). Der Rücken ist gerade und aufrecht. Die Hände legt ihr auf die Schultern, wobei der Daumen nach hinten greift, die Ellenbo-

Fördert die Beweglichkeit der Wirbelsäule

gen sind nach außen gedrückt. Dann beginnt ihr euch mit der Wirbelsäule leicht und gleichmäßig von links nach rechts zu drehen. Der Kopf wird sanft mitbewegt. Die Wirbelsäule ist eure Achse. Schwingt ein paarmal sanft hin und her.

Dreht euch aber nicht zu schnell, sonst kann euch schwindelig werden.

Babywiegen

Sanfte Dehn- und Aufwärmübung

Auf dem Hof angekommen, sehen wir die Bäuerin, Frau Petersen. Sie sitzt im Schatten einer großen Linde und wiegt ihr kleines Baby in den Schlaf.

Babywiegen

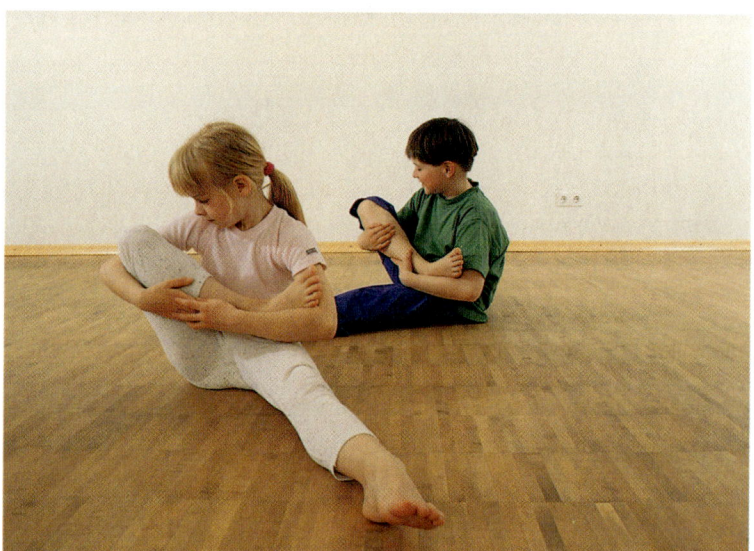

Kommt in den Schneidersitz, der Rücken ist gerade und aufgerichtet. Ihr streckt das linke Bein aus und das rechte Bein wird angewinkelt. Dann legt ihr den rechten Fuß in die gegenüber liegende Armbeuge, umfasst mit dem rechten Arm das angewinkelte Knie und wiegt den Fuß sanft. Stellt euch vor, ihr würdet ein kleines Kind in den Schlaf wiegen. Nachdem ihr euch eine Weile gedehnt habt, wechselt die Seiten. Bewegt euch mit dem anderen Fuß in der Armbeuge ebenso sanft.

34

Mahlstein

Das Kind der Bäuerin ist friedlich eingeschlummert. Wir gehen jetzt weiter in eine große Scheune. In der Scheune stehen viele gefüllte Getreidesäcke. Wir hören ein Geräusch und sehen einen rotierenden Mahlstein, der das Getreide zu feinem Mehl mahlt.

Setzt euch im Schneidersitz gerade hin. (Die Wirbelsäule ist ganz gerade.) Die Hände werden auf die Knie gelegt. Nun dreht ihr euch im Becken- und Bauchbereich in großen Kreisen links herum wie der Mahlstein, der das Korn mahlt. Nach einer Weile wechselt ihr die Richtung und dreht euch rechts herum.

(*Anmerkung:* Die Übung sollte mit der Rechtsdrehung beendet werden, da diese Übung u. a. die Verdauungsorgane stimuliert und der Darm nach rechts verläuft.)

Gute Dehn- und Aufwärmübung. Regt die Verdauung an.

Standwaage

Der Bauer hat schon viel Korn zu Mehl gemahlen. Die Säcke voller Mehl werden auf eine große Standwaage gestellt und gewogen.

Kommt als Standwaage in den Stand. Stellt euch aufrecht hin. Verlagert das Gewicht auf das linke Bein, während das rechte Bein nach

Gleichgewichts- und Konzentrationsübung

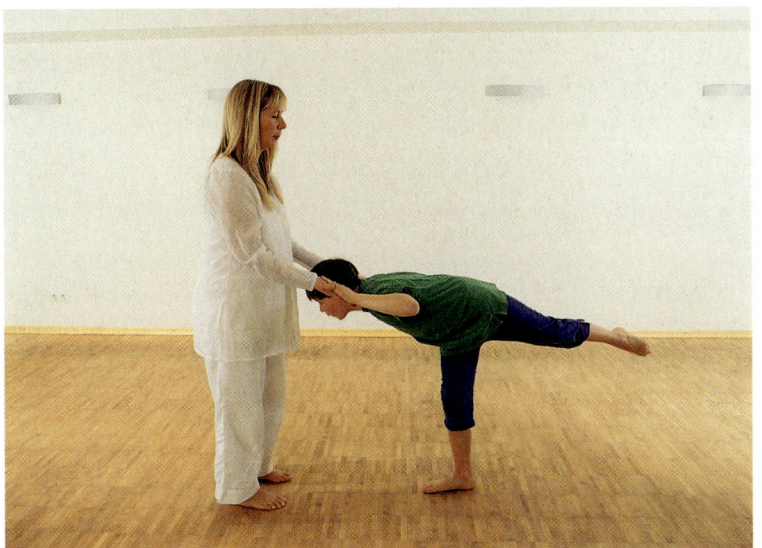

Standwaage mit Hilfestellung für kleine Kinder

35

hinten hochgehoben wird. Die Arme werden nach vorn gestreckt. Versucht mit den Armen, dem Bein und dem Oberkörper langsam eine Gerade zu bilden.

Diese Übung verlangt volle Konzentration. Eine gute Hilfe ist es, sich einen Konzentrationspunkt zu suchen und diesen zu fixieren. Langsam kommen wir wieder in den Stand, wechseln die Beine und verlagern das Gewicht jetzt auf das rechte Bein und balancieren uns wieder aus.

Ihr könnt die Beine dreimal wechseln, wenn ihr mögt.

Dehn- und Aufwärmübung. Trainiert die Rückenmuskulatur.

Klappmesser

Soll ein neuer Sack voller Getreide gemahlen werden, muss Bauer Petersen das Band durchschneiden, mit dem der Sack verschnürt ist. Bauer Petersen benötigt dazu ein Klappmesser. Er hat immer ein Klappmesser in der Hosentasche.

Position A

Stellt euch aufrecht hin, streckt die Arme nach oben, die Handflächen werden leicht nach hinten angewinkelt und zeigen zur Decke.

Position B

Nun seid ihr ein aufgeklapptes Klappmesser.

Mit Schwung aus dem Lendenwirbelbereich dehnt ihr euch mit leicht durchgedrückten Knien mit den Händen zum Boden, ohne nachzufedern – das Klappmesser ist zusammengeklappt.

Mit Schwung richtet ihr euch wieder auf, ihr steht gestreckt, die Arme nach oben gestreckt – das Klappmesser ist wieder aufgeklappt.

Bitte einige Male zwischen Position A und B abwechseln und nicht nachfedern.

Entspannung

Mäuschen

Im Heuberg in der anderen Ecke der Scheune raschelt es. Die Katze spitzt neugierig die Ohren und schleicht sich langsam zum Angriff an.

Neugierig schaut ein kleines Mäuschen aus dem Heu heraus.

Macht euch alle ganz klein. Aus dem Vierfüßlerstand geht ihr auf die Knie und auf den Boden. Den Rücken bitte ganz rund machen, die Arme werden auch angewinkelt, nur das Köpfchen lugt hervor. Jetzt seid ihr das kleine Mäuschen und macht leise Töne: sqez, sqez …

Spinne

Die Katze ist mit ihrem Angriff nicht schnell genug, und schwupp ist das kleine Mäuschen wieder tief im Heuberg verschwunden. Unternehmungslustig schaut sich die Katze um – was sie wohl jetzt fangen könnte? Die Katze liegt auf der Lauer und beobachtet eine liebe große schwarze Spinne, die auf einem Holzbalken flink umherkrabbelt.

Setzt euch auf den Po; Hände und Füße sind auf den Boden gestützt. Hebt den Po hoch, der Bauch zeigt dabei zur Decke. Krabbelt mit langen Beinen flink umher, ihr seid alle ganz liebe Spinnen. (Betonung auf lieb – manche Kinder haben Angst vor Spinnen.)

Wieder einmal hat die Katze kein Glück gehabt, die Spinne ist in einem Astloch verschwunden.

Na ja, denkt die Katze – dann eben nicht. Sie schleicht draußen auf dem Hof herum, sucht sich ein schattiges Plätzchen für ein Nickerchen. Sie kuschelt sich hin, genießt die warmen Sonnenstrahlen auf ihrem Fell und liegt entspannt da.

Übt die gesamte Bauch- und Rückenmuskulatur.

Entspannung: Zauberfisch

Zunächst lesen wir den Einleitungstext zur Körperentspannung (siehe Seite 27 f.).

(*Anmerkung:* Die in den Entspannungsgeschichten kursiv gesetzten Teile sollen mit besonderer Betonung gelesen werden; Auslassungspunkte [drei Punkte] am Ende eines Satzes zeigen an, dass hier innegehalten und eine Pause gemacht werden sollte.)

Dann geht es weiter:

Geh jetzt in deiner Fantasievorstellung in einen wunderschönen Garten. Vielleicht kennst du einen besonderen Garten und es ist dein Lieblingsgarten. Dort entdeckst du ganz hohe Bäume, viele dicht aneinander gewachsene Sträucher und Büsche in den unterschiedlichsten Grüntönen – von hell bis dunkelgrün. Alles ist übersät von intensiv duftenden Blumen in den verschiedensten Größen, Formen und Farben.

Bei Anspannung und Traurigkeit

In der Mitte des Gartens entdeckst du einen kleinen Sandweg. Neugierig folgst du diesem Weg, der dich an ein kleines Gartentor bringt. Dieses kleine Gartentor hat einen besonderen Glanz, es sieht aus, als würde es golden leuchten.

Um dich herum singen die Vögel, die Bienen summen und die Sonne scheint warm auf deinen Körper. *Du fühlst dich wohlig und entspannt ...*

Voller Neugier und Vertrauen gehst du durch das Gartentor.

Nun entdeckst du einen zweiten kleineren Garten. Hier wachsen noch viel mehr leuchtende und duftende Blumen. Es ist wunderschön hier.

Ein kleiner Teich befindet sich in diesem Gärtchen. Das Wasser schillert in allen möglichen Blau-, Grün- und Gold-Tönen. Solch ein geheimnisvolles und schillerndes Wasser hast du nie zuvor gesehen.

Du gehst ganz nah an das Ufer heran und schaust verträumt in den Teich hinein. *Du fühlst dich ganz ruhig und entspannt. Du spürst deutlich, wie wohl du dich fühlst.*

Dank der Vorstellungskraft kann man Traurigkeit überwinden und Hoffnung schöpfen.

Tief unten im Wasser glitzert etwas, du bist erstaunt: Was mag das wohl sein?

Blubb, blubb, blubb – da kommt ein kleiner Fisch an die Oberfläche. Er sieht sehr schön aus ...

Völlig anders als alle Fische, die du jemals gesehen hast. Er ist goldfarbig und seine Schuppen glitzern und funkeln wie Edelsteine, wenn das Sonnenlicht sie durch das Wasser anstrahlt. Du fragst den Fisch: „Wer bist denn du?" Und der Fisch antwortet dir: „Ich heiße Ravi und bin ein Koi. Ich komme ursprünglich aus Japan, aber jetzt wohne ich in diesem Teich. *Ich fühle mich hier sehr wohl und bin immer glücklich,* wenn mich hier ein Kind besucht. Dann schwimme ich schnell an die Wasseroberfläche, um den Kindern eine Freude zu bereiten und mit ihnen über ihre Gefühle zu sprechen."

„Wie geht es dir gerade?", fragt dich Ravi.

Der Fisch sagt zu dir liebevoll: „Ich verrate dir ein Geheimnis.

Mein Geheimnis ist eine besondere Übung bei Traurigkeit ... Bist du jetzt gerade traurig oder unglücklich? Wenn ja, dann kannst du jetzt gleich etwas dagegen tun. Wenn nicht, kennst du aber sicher das Ge-

fühl, traurig und unglücklich zu sein. So, nun habe ich dich neugierig gemacht und verrate dir mein Geheimnis: Wenn du einmal traurig oder unglücklich bist, lass doch deine Tränen in meinen Teich kullern … ja, richtig viele …, lass sie laufen. Durch das Salz deiner Tränen fangen meine Glitzerschuppen an zu glitzern und zu strahlen. Und Tränen und Traurigkeit sollen niemals unterdrückt werden.

Du wirst merken, dass es dir besser geht, wenn du dir erlaubst zu weinen. Du fühlst dich befreit, deine Traurigkeit ist wie weggekullert und ich fange an zu glitzern …

Und immer, wenn du wieder einmal Traurigkeit verspürst, denk an unser Geheimnis, denk an deinen Lieblingsgarten, das goldene Tor, das kleine Gärtchen, an den Teich mit dem funkelnden Wasser und an mich, den Ravi …

Du kannst in deiner Gedankenwelt jederzeit zu mir kommen, wenn du meine Hilfe brauchst. "

Mit seiner kleinen Flosse winkt Ravi dir noch einmal zu und verschwindet dann im tiefen Wasser.

Dir geht es gut. Entspannt und fröhlich verabschiedest du dich von dem Teich, dem kleinen Gärtchen und gehst durch das goldene Tor zurück in deinen Lieblingsgarten.

Du siehst dir noch einmal all die schönen Blumen an, genießt den Duft. Hörst dem Zwitschern der Vögel zu und fühlst dich wohlig und entspannt.

Du schaust dich noch einmal um, verlässt deinen Lieblingsgarten und kommst mit deinen Gedanken allmählich wieder zurück in diesen Raum.

Zum Abschluss lesen wir den Text zum Entspannungsende (siehe Seite 28).

(*Anmerkung:* Mit jüngeren Kindern spreche ich über die Gefahren von Seen, Teichen und Bächen und sage ihnen, dass sie dort niemals allein hingehen dürfen. Sie können sich aber einen tollen Teich in ihrer Fantasie vorstellen, dort können sie in Gedanken jederzeit allein hingehen. Sie können auch ein schönes Bild von ihrem Teich für ihr Zimmer malen. Damit möchte ich vermeiden, dass Kinder auf die Idee kommen, ein Gewässer allein aufzusuchen.)

Malmeditation

Lassen Sie bei leiser Musik den in der Entspannung erlebten Fisch malen. Achten Sie darauf, dass alle Kinder dabei absolut still sind und sich nicht gegenseitig ablenken.

Zeigen Sie einander im Anschluss an das Malen die Bilder, und jedes Kind darf über seinen Fisch und das Erlebte sprechen – wenn es das möchte.

Zum Abschluss kommen alle zu einem Kreis zusammen.

Wir chanten dreimal: SAT NAM

Wir reichen uns die Hände im Kreis und verabschieden uns gemeinsam.

Zweite Yogastunde: Haltung

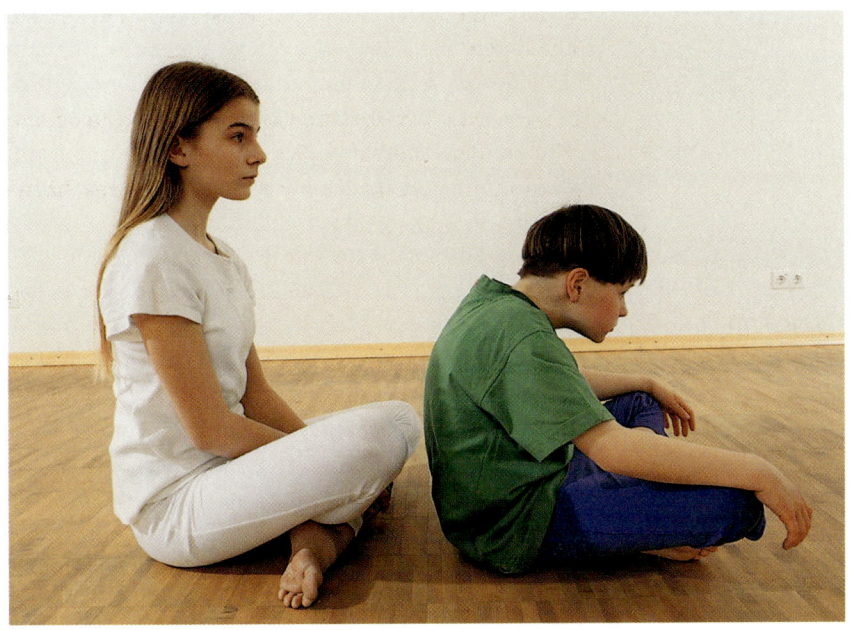

Viele Kinder haben heute Haltungsschäden. Zu langes Sitzen, zu wenig Toben in der Natur hinterlassen ihre Spuren. Mit Yoga kann man spielerisch und doch wirksam die Haltung verbessern lernen.

Die Bedeutung einer guten Haltung

Arbeitsmaterial:
Edelsteine

Die Stunde beginnt mit der Begrüßung und den Fragen: „Wie geht es dir?", „Worüber hast du dich heute gefreut?" (siehe Seite 24). Danach wird zum Thema der heutigen Stunde hingeführt: die Haltung.

Stellung A

Zunächst sollen sich alle Teilnehmer in den Schneidersitz setzen und sich bequem hinlümmeln. Alle dürfen krumm wie ein „Mehlsack" sitzen. Die Augen werden geschlossen. Alle atmen einen Moment lang tief in den Bauch hinein. Die Lungen sollen dabei gut gefüllt werden (siehe Abbildung auf Seite 41: gute/schlechte Haltung).

Stellung B

Nun erfolgt die Anweisung, sich wieder langsam aufzurichten, die Augen zu öffnen und dabei normal weiter zu atmen.

Eine aufrechte Haltung erleichtert das Atmen und drückt Selbstbewusstsein aus.

Nun frage ich: „Habt ihr den Unterschied gespürt?", „Wie geht es euch?", und ermuntere dazu, die Erfahrungen auszutauschen.

Die Kinder spüren sehr schnell, dass sie in aufrechter Haltung sehr viel besser atmen können. Dazu erkläre ich, dass unsere Verdauungsorgane bei gerader Haltung mehr Raum haben und nicht zusammengedrückt werden. Die Lungen können besser mit Sauerstoff gefüllt werden. Dabei muss die Wirbelsäule gut aufgerichtet sein. Ebenso drückt man mit einer geraden Haltung auch ein gesundes Selbstbewusstsein aus.

Dazu leite ich zu folgender Übung an: Jedes Kind soll nun einen ängstlich ausschauenden Menschen im Stehen darstellen.

Anschließend wird die Gegenposition, die aufrechte und stolze Stellung eines Königs, eingenommen.

Gute Haltung
- Ausdruck von Selbstbewusstsein
- mehr Atemvolumen, dadurch bessere Sauerstoffversorgung und mehr Lebensenergie
- bessere Massage der Organe
- optimal für die Wirbelsäule

Nun folgen das Lockern, Aufwärmen, Spüren und Einstimmen (siehe Seite 24 f.).

Im Wald

Wir machen einen Ausflug in den Wald der Zwerge. Die Zwerge leben in einem zauberhaften Wald mit sehr hohen Bäumen.

Balancieren

Auf dem Weg zu den Zwergen müssen wir auf langen, dicken, umgekippten Baumstämmen balancieren, um über kleine Gräben zu gelangen.

In Gedanken stellt ihr euch einen langen Baumstamm vor. Stellt euch vor, wie schwierig es ist, auf einem Baumstamm über einen Fluss zu balancieren und dabei nicht ins Wasser zu fallen. Balanciert ganz konzentriert über den Baumstamm und nehmt die Arme zu Hilfe und setzt einen Fuß vor den anderen. Seid achtsam, sonst fallt ihr in den Graben ...

Fördert Gleichgewicht und Konzentration. Hilft bei Gleichgewichtsstörungen und beugt Problemfüßen vor.

Baum

Durch die dichten grünen Baumkronen scheinen zart ein paar Sonnenstrahlen. Der Wald wird dichter und dichter. Sehr große, uralte Bäume stehen dicht an dicht mit ihren mächtigen Baumkronen. Die Bäume haben lange, tiefe Wurzeln, die sehr weit in die Erde hineinreichen. Die Wurzeln geben den Bäumen Sicherheit und Standfestigkeit. Mit ihnen saugen sie auch ihre Nahrung aus der Erde.

Verwandelt euch jetzt in einen uralten mächtigen Baum. Steht ganz sicher mit den Füßen auf dem Boden und lasst sehr lange, tiefe Wurzeln aus euren Füßen in den Erdboden wachsen. Spürt die Sicherheit und Standfestigkeit, die die Wurzeln euch geben. Euer Körper bildet den dicken Baumstamm und mit den hochgehobenen Armen formt ihr die Baumkrone.

Wiegt euch nun sanft im Wind hin und her. Wiegt euch in alle Richtungen, ein leichter Sommerwind bringt Bewegung in die Baumkrone ... Spürt die Kraft des Baumes auch in euch ...

Vielleicht haben einige von euch einen Lieblingsbaum – welches ist euer Lieblingsbaum? (Reihum darf der Lieblingsbaum genannt werden.)

Ruhige, meditative Übung. Vermittelt Sicherheit und Standfestigkeit. Verbindet mit Mutter Erde. Erdet: besonders wichtig für „Zappelphilippe".

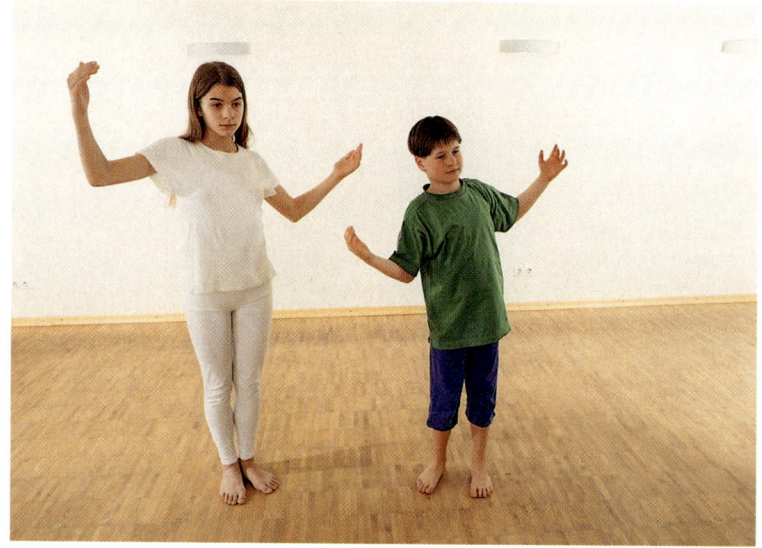

Baum

Tipp: Herumgehen und die Kinder sanft am Oberkörper antippen, um zu spüren, wie sicher und standfest sie auf dem Boden stehen. Dies gibt Motivation, um sich noch stärker mit der Standfestigkeit eines Baumes zu verbinden.

Holzhacker

Übt die Rücken-muskulatur. Baut Spannungen, Stress, Aggressionen ab. Verbindet mit dem Stimmpotenzial.

Viele vom Sturm abgeknickte Bäume liegen kreuz und quer auf dem moosigen weichen Waldboden. Der Holzhacker hat seine liebe Mühe, all die langen Baumstämme klein zu hacken. Dazu braucht er viel Kraft, denn die Baumstämme sind sehr lang und sehr dick. Helft dem Holzhacker:

Stellt euch aufrecht und sicher hin, die Beine schulterbreit auseinander. Schärft noch einmal eure Axt. Die Finger werden in Bauchhöhe verschränkt. Sammelt all eure Kräfte. Richtet euch auf, holt Schwung – und los geht's: Zerhackt in Gedanken den Baumstamm. Ihr hebt die Arme hoch, um euren Oberkörper mit Wucht nach vorn zum Boden zu schwingen, so, als wolltet ihr mit der Axt das Holz zerschlagen. Dabei tönt ihr kraftvoll „hack". Bewegung und Hackgeräusch „hack, hack, hack" werden dreimal wiederholt.

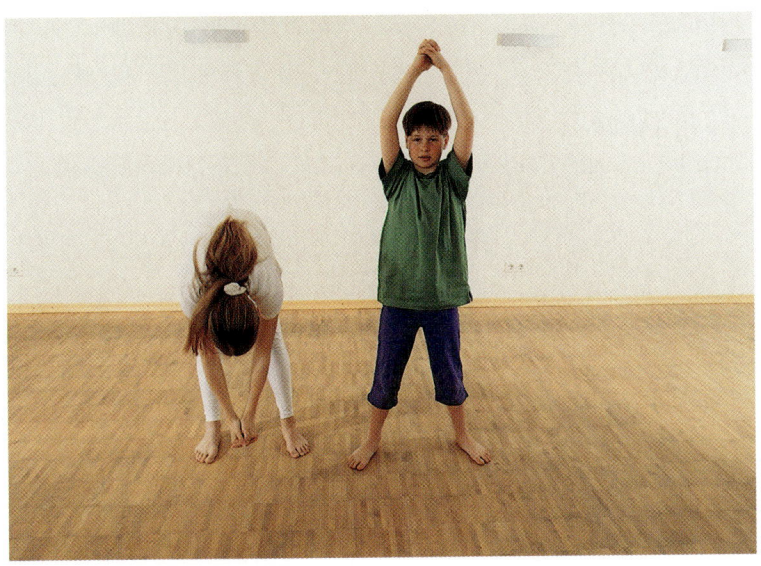

Holzhacker

Und noch einmal: Strengt euch mehr an, wir wollen dicke Baumstämme durchhacken und keine Bleistifte. Also los – so fest, wie ihr
könnt: „hack" und noch dreimal wiederholen.

Baumstämme rollen

Nach einem langen Arbeitstag hat der Holzhacker sehr viele Baumstämme gefällt. All die Baumstämme lässt er vom Berg in das Tal rollen.

*Selbstmassage für
den Körper. Regt die
Durchblutung an.*

Legt euch auf den Rücken und macht euren Körper ganz steif, als
wärt ihr ein Baumstamm, der am Boden liegt. Rollt nun wie die Baumstämme, alle in die gleiche Richtung.

Rollt ein Stück und dann wieder in die andere Richtung zurück. Ach-
tet darauf, dass ihr nicht aufeinander rollt (Abstand halten).

Rollt dreimal in jede Richtung.

Kaninchen

Von diesem Gerumpel und Gepoltere aufgeschreckt, hüpft ein kleines braunes Kaninchen aus seinem Versteck heraus, um sich schnell
in Sicherheit zu bringen.

*Kreislaufanregend.
Trainiert die
Muskulatur.*

45

Hockt euch hin, setzt die Hände auf den Boden und hoppelt schnell los wie das kleine Kaninchen, welches sich in Sicherheit bringt.

Zwerg und Riese

Gleichgewichtsübung. Kreislaufanregend. Übt die Fußmuskulatur.

Auch die kleinen Zwerge im Wald werden von den rollenden Baumstämmen aus ihrem Mittagsschläfchen geweckt.

Vers sprechen: *Die Zwerge sind ganz leise, sie gehen auf die Reise.*

Dazu wird Bewegung A ausgeführt.

Bewegung A

Hockt euch hin wie ein kleiner Zwerg und formt mit den Händen eure Zwergenmütze.

Vers sprechen: *Man sieht sie nicht, man hört sie nicht, und selten zeigen sie ihr Gesicht.*

Bewegung B

Versteckt euer Gesicht und macht euch noch kleiner.

Wie sieht euer Zwerg aus? Und wie heißt euer Lieblingszwerg? Wer eine Idee hat, darf sie mitteilen.

Dann streckt euch im Stehen auf Zehenspitzen und verwandelt euch in einen Riesen.

Zwerg und Riese wechseln sich mindestens fünfmal ab. Kommt immer wieder abwechselnd in die Zwergen- (klein) und dann in die Riesenposition (groß).

Käfer

Entspannt die Wirbelsäule durch Anregung der Nervenstränge, Energiebahnen und Meridiane. Direkte Wirkung auf den ganzen Körper.

Zwerg Shanu entdeckt erstaunt einen kleinen Käfer, der von einem Baumstamm heruntergepurzelt ist und verzweifelt auf seinem Rücken schaukelt, um wieder auf seine Beinchen zu kommen.

Legt euch auf den Rücken, zieht die Knie an euren Körper heran, umschließt die Knie mit den Armen. Wenn eure Unterlage weich genug ist, beginnt ihr auf der Wirbelsäule zu schaukeln wie der kleine Käfer – schaukelt hin und her – ein paarmal – und noch ein wenig kräftiger und dann – schwupp – kommt ihr wieder auf die Beine, und der Käfer kann weiterlaufen. Er ist gerettet.

Achtung: Weiche Unterlage verwenden und nicht bei Wirbelsäulenproblemen durchführen.

46

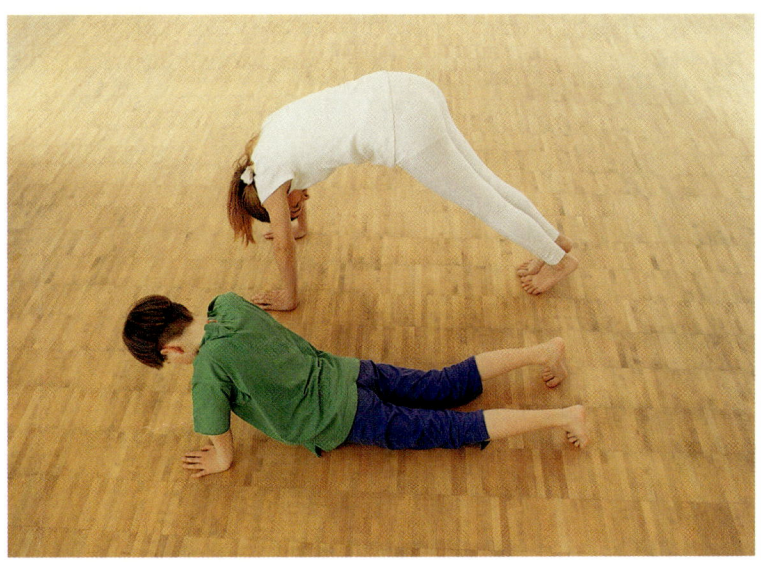

Berg und Tal

Berg und Tal

Zwerge machen allerlei Quatsch. Oft versammeln sie sich, um den Berg hinaufzutoben.

Kommt auf Hände und Füße, drückt den Po hoch und bildet mit dem Rücken einen großen Berg … Die Bergspitze ist euer Po.

Oben angekommen kichern alle Zwerge und – schwupp – geht's los – die Zwerge lassen sich ins Tal purzeln.

Aus dem Berg verwandelt ihr euch jetzt in ein Tal: Senkt langsam den Po, ohne die Position der Hände und Füße zu verändern. Die Zehen haben Bodenkontakt, die Fersen gehen hoch. Das Becken wird am Boden abgelegt und jetzt sieht es aus wie ein Tal.

Und wieder geht's los – die Zwerge toben hinauf auf den Berg und lachend vor Freude geht es wieder hinunter ins Tal.

Berg und Tal wechseln sich dreimal ab, danach unbedingt als Gegendehnung in die Babyposition zur Rückenentspannung kommen (siehe Seite 48).

Achtung: Vorsicht bei Rückenproblemen!

Trainiert die Bauch- und Rückenmuskulatur.

Bewegung A

Bewegung B

47

Babyposition

Entspannung

Geschafft sind die Zwerge im Tal angekommen und rollen sich müde zusammen wie die kleinen Zwergbabys (siehe Abbildung auf Seite 13).

Rollt euch jetzt zusammen wie die Zwergbabys. Macht den Rücken rund, legt die Stirn auf den Boden. Die Arme können nach vorn oder zur Seite gelegt werden. Seid einen Moment ganz leise und entspannt euch …

Und nun langsam, ganz langsam beginnt ihr euch wie eine Lakritzschnecke mit rundem Rücken Wirbel für Wirbel aufzurollen. Superlangsam – lasst euch Zeit. Die Schultern werden gehoben, der Kopf wird zuletzt aufgerichtet, und dann sitzt ihr wieder aufrecht und gerade.

Kerze

Regt den Blutkreislauf an. Entspannt durch die Umkehrhaltung der Bauchorgane.

Die Zwerge haben Hunger bekommen und laufen zurück in ihre Zwergenhöhle, die tief in der Erde unter einer Baumwurzel liegt. Dunkel ist es inzwischen geworden und die Zwerge zünden eine Kerze an.

Legt euch auf den Rücken, streckt eure Beine hoch (der Po bleibt am Boden), die Zehen zeigen zur Decke und formen eine Kerze. Balanciert euch aus und seid kerzengerade. Bewegt ein wenig eure Zehen wie die Flamme einer Kerze.

Tisch

Übt die gesamte Bauch- und Rückenmuskulatur.

Die hungrigen Zwerge beginnen ihren Tisch zu decken, um gemeinsam das Essen einzunehmen.

Kommt auf euren Po, setzt Hände und Füße auf und drückt den Po hoch. Der Bauch zeigt zur Decke. Eure Arme und Beine haben sich in die vier Tischbeine verwandelt und der Bauch ist so gerade wie eine Tischplatte. (Aber bitte kein Klapptisch!) Der Nacken ist möglichst gerade. Haltet die Tischposition …

Was stellen die Zwerge zum Essen auf ihren Tisch? Zählt reihum ein paar Dinge auf.

Der Hunger ist gestillt, die Zwerge sind satt und zufrieden und legen sich zu einer langen, tiefen Entspannung in ihre Decken.

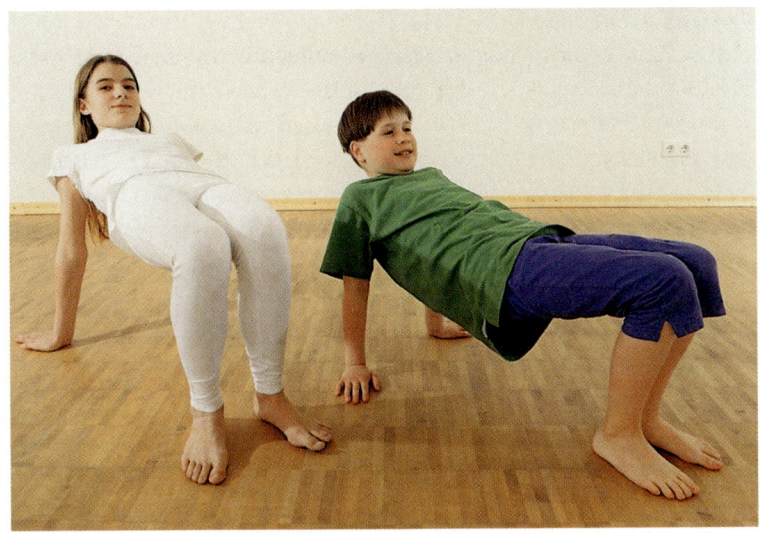

Tischposition

Entspannung: Shanu, der Kristallzwerg

Wir beginnen wieder mit dem Einleitungstext zur Körperentspannung (siehe Seite 27 f.).

    Dann geht es weiter: Ganz entspannt im Traumland – geh in deinen Gedanken in einen wunderschönen Wald. In dem Wald, irgendwo zwischen den hohen Bäumen, lebt in einer Erdhöhle der kleine Zwerg Shanu. Shanu ist ein ganz besonderer Wicht, denn er hat immer irgendwelchen Unfug im Sinn.

    Shanu ist ganz klein und hat ein zartes Gesicht mit roten Bäckchen. Auf dem Kopf trägt er eine blaue Zwergenmütze mit einem Glöckchen am Zipfel.

    Nur ganz besondere Kinder können Shanu treffen.

    Stell dir vor, wie du jetzt in einem Zwergenwald mit dichten, hohen Bäumen spazieren gehst.

    Der Wald wird immer dunkler, kaum noch Sonnenstrahlen können durch die Baumkronen hindurchdringen.

    Du fühlst dich ganz wohl, genießt die Stille und den Geruch des Waldes. In der Ferne tönt ein Eichelhäher …

Ganz entspannt wandern wir in Gedanken durch unseren Traumwald.

49

Plötzlich stolperst du leicht über eine Baumwurzel ... Du hörst eine Stimme zetern: „Was soll der Quatsch, wer rüttelt mich aus meiner Entspannungszeit?"

Du bist ganz erstaunt, denn du kannst niemanden entdecken, dem die Stimme gehört. Du schaust dich um und siehst den winzig-kleinen Zwerg, der gerade von einer Baumwurzel gerollt ist und sich das Moos von der Hose putzt.

„Wer bist denn du?", fragst du erstaunt.

„Ich bin Shanu, der Kristallzwerg."

„Kristallzwerg? Was ist denn das"?, fragst du noch erstaunter.

„Ein Kristallzwerg ist ein Kristallzwerg, weil er ein Kristallzwerg ist!", folgt als patzige Antwort.

Und schon kichert der Zwerg los und – bum – hast du einen Moosklumpen im Haar.

Shanu scheint dein Aussehen sehr zu erheitern, vor Lachen schüttelt sich sein ganzer Körper. Dann erklärt dir Shanu, nun etwas ernsthafter, dass jeder Zwerg eine Aufgabe vom Zwergenkönig zugewiesen bekommen hat. Und Shanu ist ein Kristallzwerg, weil er die Aufgabe bekommen hat, auf die Kristalle in der Edelsteinhöhle Acht zu geben.

„Edelsteinhöhle? Wo ist die denn?", fragst du neugierig.

Shanu flitzt los, winkt dir zu – scheinbar eine Aufforderung zum Folgen. Du folgst dem fröhlich singenden Shanu zum Eingang einer kleinen Höhle.

In der Höhle ist es erst sehr dunkel, aber die Augen gewöhnen sich langsam an die Dunkelheit. Licht gibt es in der Höhle nicht, und trotzdem funkelt und blinkt es überall.

Du schaust dich ein wenig um und folgst Shanu durch den Höhlengang. „Shanu, was funkelt hier so?", fragst du erstaunt.

Edelsteine verleihen Kraft und Magie.

Shanu erklärt dir, dass es Kristalle sind, die hier in der Höhle im Gestein wachsen.

Dann siehst du in der Ferne etwas sehr, sehr Großes – es leuchtet und funkelt. So etwas hast du noch niemals gesehen.

In der Mitte ragt ein riesengroßer Bergkristall heraus. *Er ist viel größer als ein erwachsener Mensch. Er funkelt in allen Farben des Regenbogens.* Oben läuft er spitz zu.

Shanu erkärt dir, dass dies ein ganz besonderer Bergkristall ist. Es ist ein Erdenhüter. Erdenhüter, weil er so riesig ist und die Mutter Erde mit ganz viel Kraft versorgt.

Shanu beginnt zu erzählen: „Edelsteine kommen aus der Erde zu den Menschenkindern, weil sie ihnen helfen wollen.

Sie geben den Menschenkindern eine ganz besondere Kraft und sorgen dafür, dass es ihnen gut geht.

Und diesem Erdenhüter hier kann man alles anvertrauen ...

Legt man die Hände einen Moment lang auf den Kristall, sind alle negativen Gedanken einfach verschwunden und man bekommt neue Energie und fühlt sich wie aufgeladen."

Shanu gibt dir die Anweisung: „Schau dich noch einmal in der Höhle um. Hier wächst nicht nur der Erdenhüter, hier gibt es noch viele andere Edelsteine in allen erdenklichen Farben. Du darfst dir einen Edelstein aussuchen.

Überleg mal, welche Farbe dein Edelstein haben könnte ..."

Du schaust dich gründlich um, denn überall liegen Edelsteine. Viele leuchten noch im Gestein der Höhlenwände, dort liegen sie wie eingebettet.

Du schaust ganz genau, denn du möchtest ja deinen Edelstein finden.

... Da ist er! Du hebst ihn auf ... schau ihn dir in Gedanken noch einmal genau an. Welche Farbe und welche Form hat dein Edelstein?

Du bist überglücklich über dieses schöne Geschenk. Shanu erklärt dir, dass du immer gut auf deinen Edelstein Acht geben und ihn sorgsam wie einen neuen Freund behandeln musst.

Shanu spricht andächtig zu dir:

„Nun bist du ein ganz besonderes Menschenkind, weil du mich getroffen hast und auch den Erdenhüter kennen gelernt hast. *Du kannst dich jederzeit in Gedanken mit dem Erdenhüter und allen anderen Edelsteinen verbinden, wenn es dir einmal nicht so gut geht ...*

So, mein liebes Menschenkind, es wird Zeit, dass ich dich aus der Höhle begleite."

Shanu führt dich zum Höhlenausgang. Im ersten Moment blenden dich die hellen Strahlen der Sonne. Doch deine Augen gewöhnen sich schnell an das Tageslicht, und du kannst wieder gut sehen.

Du verabschiedest dich von deinem neuen Zwergenfreund, bist überglücklich über die Freundschaft zu Shanu. Es war schön für dich, all die wunderbaren Kristalle gesehen zu haben. Es war etwas ganz Besonderes, dass du einen Edelstein entdeckt hast, der gerade für dich besonders wichtig ist.

Jederzeit kannst du Shanu und die Kristalle in deinen Gedanken wieder besuchen, wenn du magst.

Verlass nun mit deinen Gedanken langsam den Wald und lös dich von all deinen inneren Bildern und Eindrücken. Komm wieder zurück.

Zum Abschluss lesen wir den Text zum Entspannungsende (siehe Seite 28).

Edelsteine schenken Kraft

Es ist schön, Edelsteine auszusuchen und darüber zu sprechen.

Unmittelbar nach der Entspannungsgeschichte lege ich auf einem Tüchlein ein paar Edelsteine aus. Alle Kinder sitzen im Kreis um die Edelsteine, werden leise und schauen sich die Edelsteine an. Dann darf sich jedes Kind einen Edelstein nehmen. Vielleicht ist sogar der Stein, den sie in der Edelsteinhöhle gesehen haben, dabei. Die Kinder behalten die Edelsteine in der Hand, während ich etwas Allgemeines über die Steine erzähle.

Ich erkläre den Kindern, dass Edelsteine Kraft spendende und unterstützende Begleiter der Menschen sind. Wenn wir uns einen Edelstein ausgesucht haben, müssen wir sorgsam mit ihm umgehen. Man darf die Steine nicht umherwerfen, herunterfallen lassen oder in einer dunklen Schublade verschwinden lassen. Die Edelsteine wollen immer in unserer Nähe sein, in unserer Hosentasche oder in unserem Zimmer.

Sobald wir das Bedürfnis nach einem Edelstein haben, suchen wir uns nach unserem Gefühl einen aus.

Nach dieser kleinen Erklärung über Edelsteine folgt eine Gesprächsrunde. Jedes Kind erzählt etwas über seinen ausgewählten Stein. Manche Kinder nehmen Veränderungen im Wärmeempfinden wahr, oder der Stein fühlt sich feucht und kribbelig an. Einige Kinder können sehr viele Dinge über ihren Stein erzählen. Sie haben eine sehr intensive Wahrnehmung. Jeder Bericht ist ein guter Beitrag, ohne jegliche Bewertung.

Zu Hause dürfen die Kinder ein Bild von der Edelsteinhöhle und Shanu malen.

Wenn Sie über Literatur zum Thema „Edelsteine" verfügen, können Sie den Kindern ein Bild von einem Erdenhüter zeigen. Diese übergroßen Bergkristalle gibt es wirklich.

Die Bedeutung der Edelsteine

Edelsteine haben die Menschen schon immer fasziniert. Sie kommen aus einem bestimmten Erdreich, in dem eine spezielle Qualität der Erde herrscht, z. B. sehr hohe Temperatur, hoher Druck, Feuchtigkeit usw. Diese Qualität bestimmt den „Charakter" des Edelsteines. Jeder Edelstein hat deshalb eine ganz besondere, eigene Schwingung.

Edelsteine können uns in schwierigen Situationen oder bei Unwohlsein mit ihrer Schwingung unterstützend begleiten. Innere Blockaden können gelöst werden, die Energie kann wieder gut fließen und somit kann der Heilungsprozess in unserem Körper beginnen. Die Edelsteine können uns aber nur unterstützen, wenn wir selber aktiv unseren Anteil zur Heilung beitragen.

Geschichtlich werden viele Steine als Heilsteine erwähnt. Der Türkis z. B. ist bekannt als Schutz- und Heilstein der Indianer.

Ein Edelstein kann uns unterstützen, indem wir ihn am Körper tragen oder in der Hand halten. Bewegen wir den Edelstein in unserer Hand, kann über den Hautkontakt ein kleiner Anteil an Mineralien gelöst und über die Haut aufgenommen werden, ebenso werden die Reflexzonen in der Hand stimuliert.

Kinder verfügen oft noch über eine sehr gute Intuition. Sie spüren genau, welcher Stein für sie in ihrer Befindlichkeit gerade sehr wichtig ist. Deshalb bringe ich Edelsteine gern in den Kinderyogaunterricht ein. Die Kinder entdecken gern die Welt der Edelsteine und sind glücklich, wenn ich ihnen einen neuen „Freund" als Begleiter mit nach Hause gebe.

Kinder lieben die oft sehr bunten Edelsteine und bekommen dadurch einen neuen Bezug zu Mutter Erde mit all ihren Schätzen.

53

Meditation: ONG singen

Als letzte Einheit dieser Stunde setzen sich alle Kinder im Kreis auf den Boden und beginnen gemeinsam ONG zu tönen. Das ONG wird sehr langgezogen. Jedes ONG wird gemeinsam neu angetönt.

Bekannter ist der Urlaut A + U + M = OM. Ich singe mit den Kindern das ONG, weil es ein Klang ist, der bodenständiger ist.

Dauer der Meditation: je nach Alter zwei bis elf Minuten.

Zum Abschluss dreimal chanten: SAT NAM
Abschlusskreis (siehe Seite 26)

Dritte Yogastunde: Füße und Sonnengeflecht

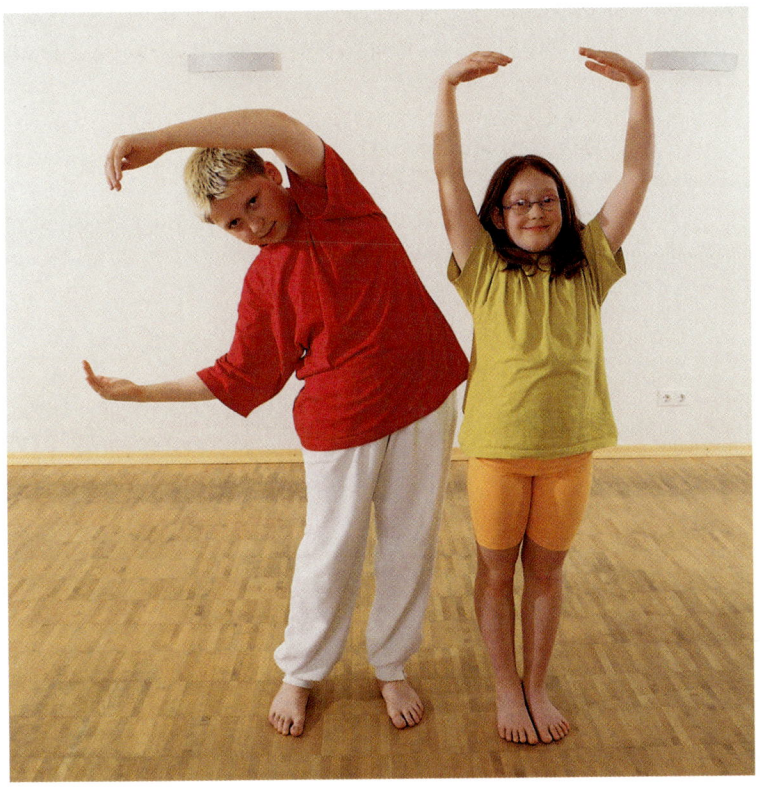

Das Sonnengeflecht stellt das Zentrum des Menschen dar, eine Art innere Schaltstelle. Hier sitzen Persönlichkeit und Ausdrucksstärke. Und die Füße symbolisieren unsere „Erdung", unsere Verbindung zum Sein.

Die Füße – oft vernachlässigt

Arbeitsmaterial: Materialien für das Adlerspiel, Sonne aus gelber Pappe (ca. 15 cm Durchmesser)

Wir beginnen die Stunde mit der Begrüßung und den Fragen: „Wie geht es dir?", „Worüber hast du dich heute gefreut?" (siehe Seite 24).

Danach führen wir in unser heutiges Thema ein: Füße und Sonnengeflecht.

Die Füße und das Sonnengeflecht haben durchaus miteinander zu tun – auch wenn es zunächst gar nicht so scheint.

Das Sonnengeflecht

Zur Erklärung des Sitzes des Sonnengeflechts lege ich mir die Pappsonne auf den Bauchnabel. Das Sonnengeflecht ist ein Bereich, in dem viele Nervenstränge zusammenlaufen, es bildet sozusagen unse-

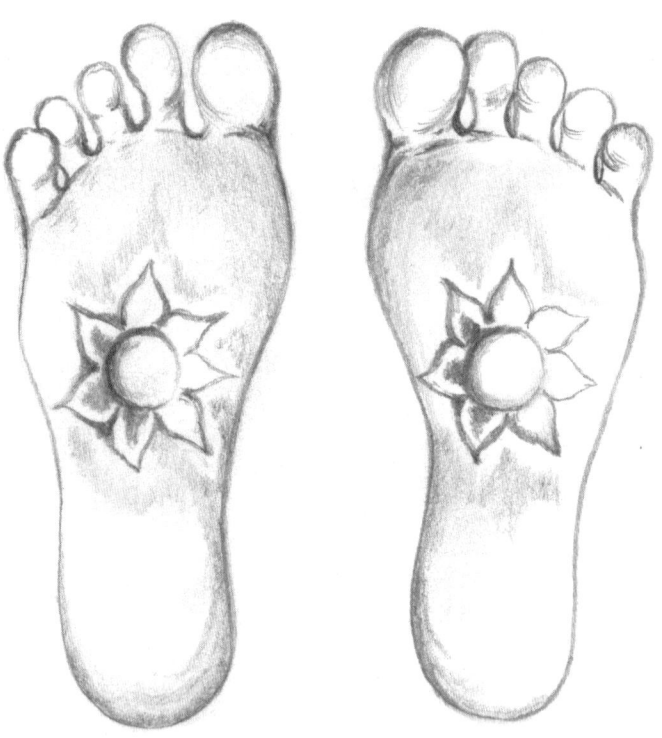

re innere Schaltstelle. Laut der östlichen Lehre sitzen hier unsere Persönlichkeit und Ausdrucksstärke. Es ist ein Bereich in unserem Körper, der dafür sorgt, dass es uns körperlich und seelisch gut geht.

Die Fußreflexzonentherapie zeigt, dass sich alle Bereiche und Organe des Körpers auf den Füßen wiederfinden, auch unser drittes Energiezentrum, der Solarplexusbereich bzw. das Sonnengeflecht.

Alle Bereiche und Organe des Körpers finden sich auf der Fußsohle wieder.

Die Füße sind häufig ein ziemlich vernachlässigter Körperteil – ganz zu Unrecht. Daher möchte ich den Kindern die Bedeutung der Füße nahe bringen.

Nun erkläre ich den Kindern, dass es ganz normal ist, wenn unsere Füße einen Schweißgeruch haben, denn sobald ich in meinem Unterricht auf die Füße zu sprechen komme, höre ich umgehend Kommentare wie „ekelhafte Käsemauken", „Stinkefüße" usw. Die meisten Kinder haben keinen Bezug zu ihren Füßen, empfinden sie als etwas unangenehm Riechendes und es ist ihnen nicht erlaubt worden, mit den Füßen in Kontakt zu kommen. Ich erkläre ihnen, dass der Fußgeruch einfach dazu gehört, die Füße zwar „anders" riechen, aber nicht „stinken".

Ich stelle die Fragen: „Wozu sind eure Füße da?", „Was macht ihr damit?" Die Antworten werden zusammengetragen.

Dann lasse ich die Kinder ihre eigenen Füße ertasten, fühlen und massieren, um damit in Kontakt zu kommen. Viele Kinder kennen Fußkontakt nur als Kitzeln.

Unsere Füße geben uns Standfestigkeit und einen guten Halt für unsere Körperstabilität. Als Balanceübung klebe ich (z. B. mit Tesakrepp) eine Linie auf den Boden. Ich lasse die Kinder über diese Linie balancieren – vorwärts, seitlich, rückwärts, der Fantasie sind keine Grenzen gesetzt.

Kinder sollten sehr viel barfuß laufen und immer wieder spielerisch die Fußmuskulatur trainieren.

Der Wechsel von Zehenspitzen- und Fersengang ist auch ein gutes Training für die Fußmuskulatur.

Spaß bringt natürlich das am Ende dieser Übungsreihe aufgeführte Adlerspiel, mit dem die Greif- und Fußmuskulatur trainiert wird (siehe Seite 67 f.).

Nun folgen das Lockern, Aufwärmen, Spüren und Einstimmen (siehe Seite 24 f.).

Am Strand

Yogaübungsreihe

Heute gehen wir an den Strand. Es ist ein tolles Gefühl, barfuß im Sand am Wasser entlang zu laufen.

Sonne

*Gute Aufwärm-
und Dehnübung*

Groß und strahlend steht die goldene Sonne am Himmel – voller Wärme und Energie.

Stellt euch aufrecht hin und formt mit euren Armen einen großen runden Sonnenball. Malt jetzt mit euren Armen und Händen diesen großen runden Sonnenball. Haltet diese Position und dehnt euch mit eurem Oberkörper kreisförmig. Dehnt euch so gut wie möglich und lasst die Sonnenkreise auch mal größer werden. Bewegt euch ein paarmal links und rechts herum.

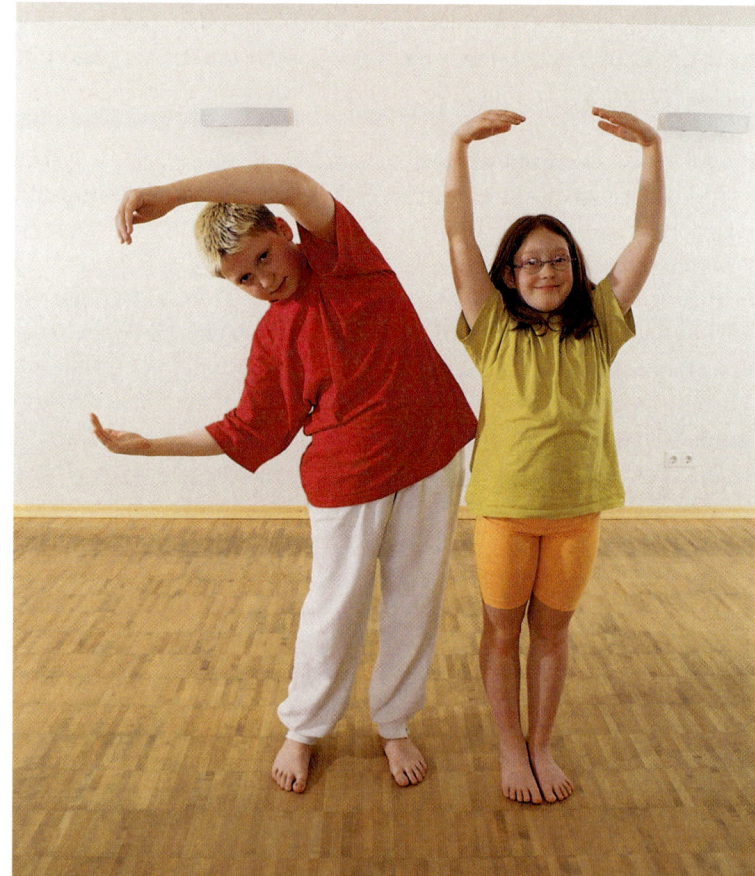

Sonne

Große und kleine Leute

Am Strand laufen sehr viele Leute umher – große und kleine Leute.

Im Stehen: Streckt euch hoch auf die Zehenspitzen und verwandelt euch in einen ganz großen Menschen.

Nun geht in die Hocke und werdet klitzeklein ... wachst wieder (Position A) ... und werdet wieder klein (Position B) ... Dreimal im Wechsel wiederholen.

Boot

Auf dem Meer fahren viele Boote. Der Himmel leuchtet in einem hellen Blau und die weißen Segel der Segelboote blitzen. Auf dem Meer brausen auch Motorboote umher. Die lauten Geräusche der Motoren sind nicht zu überhören. Die Wellen schaukeln auf und ab.

Legt euch auf den Bauch, streckt euch und hebt Arme und Beine an. Formt mit eurem Körper ein Boot. Die Handflächen werden aneinandergelegt, um die Spitze des Bootrumpfs darzustellen. Arme und Beine bleiben unter Spannung oben. Schaukelt wie die Boote in den Wellen auf dem Meer. Wenn ihr mögt, macht auch die Geräusche der Motoren.

Wichtig: Im Anschluss sofort langsam in die Babyposition (siehe Seite 60) als Gegendehnung kommen. Vorsicht bei Rückenproblemen!

Aufwärmübung

Position A

Position B

Trainiert die Bauch-, Rücken- und Oberschenkelmuskulatur.

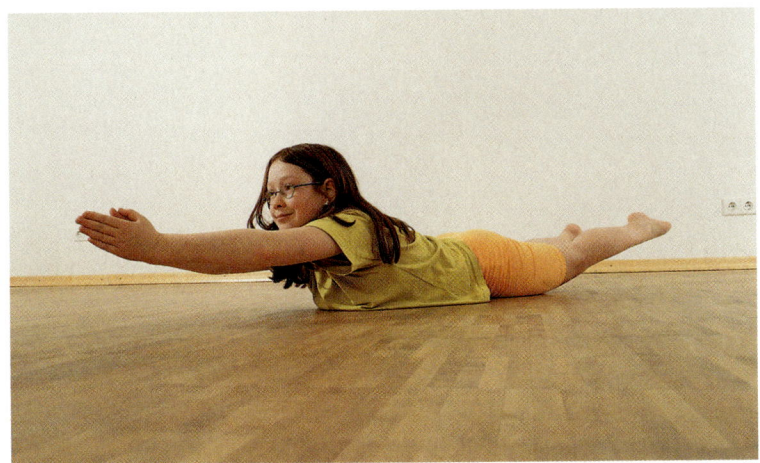

Boot

Babyposition

Entspannung

Löst euch aus der Bootposition und rollt euch zusammen wie ein mächtiger Stein am Strand. Groß, warm und mächtig liegt der Fels im Sand.

Kauert euch zusammengerollt in die Babyposition. Macht den Rücken ganz rund, der Kopf liegt am Boden, die Arme legt ihr locker ab und spürt die Wärme und die Kraft des Steins auch in euch. Werdet ganz still und entspannt euch.

Muschel

Gute Dehnübung. Stimuliert den unteren Lymphbereich.

Auf dem Meeresgrund liegen viele große Muscheln. Sie öffnen und schließen sich, um die Nahrung aus dem Meerwasser zu filtern.

Position A

Legt euch auf den Rücken; winkelt die Beine an, zieht die Knie an und stellt die Füße auf. In Gedanken seid ihr eine schöne perlmuttfarbig schillernde Muschel, die geschlossen auf dem Meeresgrund liegt.

Position B

Zur Nahrungsaufnahme öffnet sich die Muschel. Öffnet euch, indem ihr die Knie weit auseinanderbringt, und schließt euch wieder.

Muschel

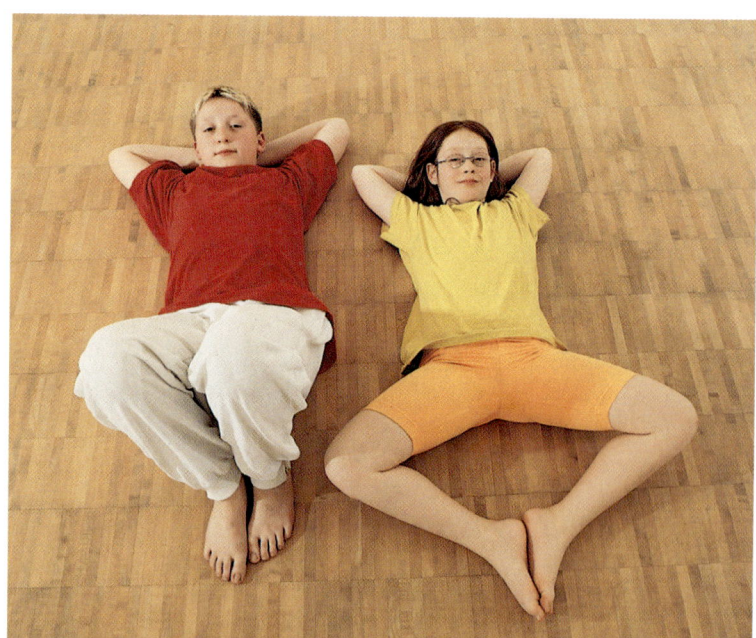

60

Wiederholt das Öffnen (Position B) und Schließen (Position A) jeweils fünfmal.
Löst euch aus der Position und streckt euch langsam aus.
Wichtig: Sanft ausführen!

Krebs

Ein kleiner Krebs krabbelt am Strand von den Steinen herunter in den warmen Sand. Ganz schnell krabbelt er, damit ihn niemand entdeckt.

Übt die gesamte Bauch- und Rückenmuskulatur.

Setzt eure Hände und Füße auf, hebt den Po hoch, der Bauch zeigt zur Decke. Nun krabbelt schnell umher wie der kleine Krebs am Strand, der wieder ins Meer möchte. Manche Krebse können auch seitwärts krabbeln.

Palme

Am Strand steht eine große Palme mit einem dicken, kräftigen, rauen Stamm und langen Palmenblättern. Sanft wedeln die Palmenblätter im leichten Sommerwind.

Gleichgewichts- und meditative Übung. Erdet und verleiht Sicherheit und Standfestigkeit.

Stellt euch aufrecht hin. Beine und Körper verwandeln sich in einen Palmenstamm – ganz stark und mächtig. Die Palme kann nicht so leicht umkippen. Hebt die Arme hoch und formt die Blätter der Palme. Wiegt euch sanft in alle Richtungen.

Bewegt euch so sanft, wie die Palmenblätter wedeln: nach vorn, nach hinten, nach links und nach rechts.

Hund

Ein großer, schwarzer, zotteliger Hund kommt angelaufen. Aufgeregt vor Freude bellt und springt er umher. Zielstrebig läuft er zu der großen Palme, beschnüffelt sie und schon muss der Hundemann vor Aufregung an die Palme pinkeln.

Dehnübung; auf langsame Ausführung achten!

Verwandelt euch jetzt in einen lieben, großen Hund – kommt auf alle Viere und bellt vor Freude ganz laut.

Hebt dann ein Bein, winkelt das Knie an und stellt euch vor, ihr seid der Hundemann, der an die Palme pinkelt. Pscht … Hebt das Knie schön hoch!

61

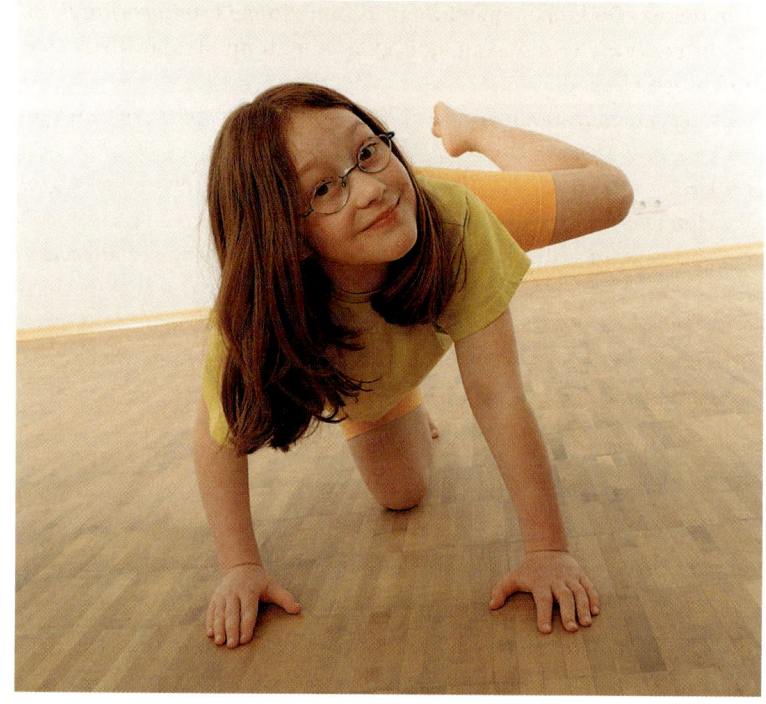

Hund

Der Hundemann hat so viel getrunken, er dreht sich im Kreis und hebt dann das andere Bein und pscht … und noch einmal rechts und dann links. Wiederholt dreimal die Dehnung auf jeder Seite.

Dann kuschelt sich der Hund erleichtert und friedlich an ein schattiges Plätzchen und ruht sich aus.

Entspannung: Am Strand

Entspannt am Strand – da fühlt man sich frei!

Wir beginnen mit dem Einleitungstext zur Körperentspannung (siehe Seite 27 f.).

Dann fahren wir fort:

So wie sich der Hund am Strand eingekuschelt hat und sich ausruht und entspannt daliegt, genauso suchst du dir ein Plätzchen am Strand.

In deinen Gedanken gehst du jetzt an deinen Lieblingsstrand. Es ist ein schöner Sommertag, goldgelb leuchtend strahlt die Sonne am blauen Himmel.

Du legst dich in den warmen, weichen Sand und spürst, wie sich jedes Sandkörnchen an deinen Körper anpasst. Du liegst wie in einem warmen Sandbett. Die Sonne scheint auf deinen Körper und wärmt dich. Ein leichter warmer Wind weht um dich. Es fühlt sich an, als wolle dich der Wind streicheln, zart und weich weht ein angenehmes Lüftchen.

Du liegst entspannt im Sand und schaust einfach nur zum Himmel.

Kleine weiße Wölkchen ziehen vorbei. Sie sehen aus wie flauschige Schäfchen auf einer Himmelswiese, manche auch wie Sahnetupfer.

Du genießt es, sie am Himmel zu beobachten.

Alles ist in Bewegung, *leicht und sanft.* Die Wolken am Himmel, sie kommen und gehen, sie bleiben nicht stehen … alles bleibt in Bewegung … es geht immer weiter …

Leichtigkeit erfüllt deinen Körper. Du spürst auch in dir, dass es keinen Stillstand gibt und es immer weitergeht.

Um dich herum ist es ganz still, du hörst nur das Rauschen des Meeres.

Die Wellen plätschern an den Strand. Mal ist das Meer sanft und leise, und dann schwappt eine Welle geräuschvoll an den Strand.

In der Ferne kreischen ein paar Möwen. *Du genießt diese Ruhe – einfach an nichts zu denken.*

Nur das Rauschen des Meeres und das Kreischen der Möwen sind da.

Am Himmel taucht direkt vor dir eine leuchtend weiße Möwe auf, du beobachtest ihren Flug. Mit *großer Leichtigkeit* fliegt sie hoch und runter und zieht kreisförmige Bahnen am Himmel. Es scheint, als würde sie in der Luft spielen. Sie wirkt schwerelos und gleitet in der Luft.

Je länger du der Möwe zuschaust, umso entspannter, leichter und freier fühlst auch du dich. Es fühlt sich an, als würde die Möwe dir das Gefühl der Leichtigkeit und Freiheit ihres Spieles einfach vom Himmel herunterschicken.

Ganz still bist du – du hörst dem Rauschen des Meeres zu, der Sand und die Sonne wärmen dich, du fühlst dich ruhig und völlig entspannt.
Die Möwe gleitet weiter durch die Lüfte. Spür die Verbundenheit: DU und DIE MÖWE.
Schau ihr noch ein wenig bei ihrem Flugspiel zu. Spür die Freiheit, die Leichtigkeit jetzt auch in dir.
Die Möwe fliegt kreischend davon. Es hört sich an, als wolle sie sich von dir verabschieden.
Du fühlst dich total entspannt, ganz leicht und ganz frei.
Befreit von allen Sorgen und Ängsten.
Ganz langsam löst du dich jetzt von deinen Bildern und Eindrücken des Strandes und kommst mit deinen Gedanken langsam wieder zurück in diesen Yogaraum.

Zum Abschluss lesen wir den Text zum Entspannungsende (siehe Seite 28).

Meditation: Ich bin glücklich, ich bin gut

Das Selbstwertgefühl des Kindes stärken – ein wichtiger Aspekt des Yoga.

Diese Meditation wurde von Yogi Bhajan für die kleinen und großen Kinder (die Erwachsenen) geschaffen.

In einer Familie ist es oft so, dass ein Kind, wenn Vater und Mutter in Streit geraten, diese Energie auf sich zieht. Die Kinder fühlen sich für den Streit verantwortlich, obwohl sie oftmals völlig unbeteiligt sind. Sie fühlen sich schuldig. Dadurch leidet ihr Selbstwertgefühl.

Die nachfolgende Meditation arbeitet am Selbstwertgefühl des Kindes. Das Kind bekommt die Botschaft: Ich bin glücklich, ich bin gut.

Es hört sich einfach an – aber probieren Sie es als Erwachsener einmal in einer stillen Minute aus, wie es sich anfühlt, wenn Sie sich sagen: Ich bin glücklich, ich bin gut. Viele Menschen haben mit dieser Botschaft enorme Schwierigkeiten. Bin ich wirklich gut? Darf ich denn glücklich sein, habe ich ein Recht dazu?

Für Erwachsene ist diese Meditation hilfreich, um die eigenen Kindheitsverletzungen zu heilen. Der Meditationstext ist zum Teil

in deutscher Sprache und zum Teil in indischer Sprache (Gurumuki).
Die Kinder finden es toll, etwas in einer fremden Sprache zu lernen.

Die Teilnehmer sitzen in bequemer Haltung im Schneidersitz.

Position der Hände: Zeige- und Mittelfinger werden gestreckt und
die anderen beiden Finger werden zur Handinnenfläche gelegt, der
Daumen legt sich darüber. Die Unterarme sind parallel zum Körper
in Brusthöhe angehoben.

Alle beginnen den Text zu chanten und bewegen dabei im Rhythmus die Unterarme auf und ab.

Ich bin glücklich – ich bin gut.
Ich bin glücklich – ich bin gut.
SAT(e) NAM SAT(e) NAM SAT(e) NAM JI
WAHE GURU WAHE GURU WAHE GURU JI

Übersetzung: SAT NAM: wahre Identität, innere Wahrheit
WAHE: Freude
GURU: Weisheit, Weg zum Licht
(GU = dunkel, RU = hell)

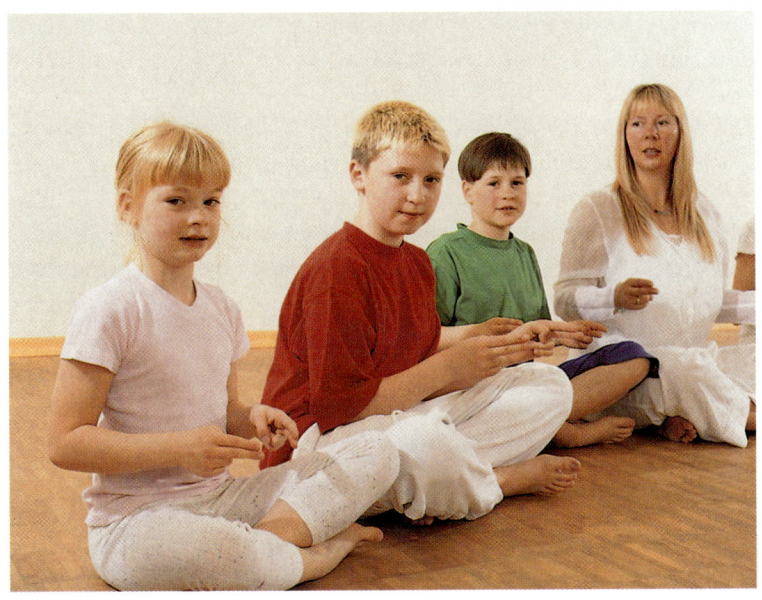

Fußmassage

Die Fußmassage vermittelt Kindern ein Gefühl des Urvertrauens und gibt Sicherheit. Sie löst Spannungen im ganzen Körper. Die Kinder kommen zur Ruhe und können Ängste loslassen.

Die Fußmassage ist eine sehr entspannende und schöne Massage. Ich wende diese Massage bei sehr unruhigen und unkonzentrierten Kindern an. Die Fußmassage vermittelt ein großes Gefühl der Sicherheit und Geborgenheit. Die Kinder erfahren ein Gefühl des Urvertrauens.

Einige Kinder haben gerade bei der Fußmassage sehr große Schwierigkeiten, sich einzulassen und sich anzuvertrauen. Kichern und Ablehnung sind häufige Reaktionen. Geben Sie nicht auf und starten Sie geduldig immer wieder neue Versuche. Manchmal müssen Sie einfach nur die Füße halten, um Kontakt aufzubauen. Denn viele Kinder spüren ihre Füße nur, wenn sie gekitzelt werden. Seien Sie aber immer mit einer gewissen Ernsthaftigkeit bei der Sache. Missbrauchen Sie nicht das Vertrauen des Kindes und kitzeln Sie es nicht plötzlich an den Füßen.

Haben Sie Vertrauen zum Kind aufgebaut und lässt es sich auf die Massage ein, werden Sie sehr schnell Veränderungen bei ihm spüren.

Auch Erwachsene lieben diese einfache Massage, zu der man keine Vorkenntnisse benötigt, weil es sich um eine Entspannungsmassage handelt.

Die Durchführung

Bei der Fußmassage liegt das Kind entspannt auf dem Rücken und der/die Massierende sitzt in bequemer Haltung am Fußende. Die Massage beginnt damit, dass beide Fußsohlen mit den Handflächen gehalten werden, um Kontakt aufzunehmen und sich gegenseitig zu spüren. Dann wird ein Fuß abgelegt und warm eingepackt, damit er nicht auskühlt.

a) Der andere Fuß wird in die Hand genommen. Eine Hand hält den Fuß, mit der anderen wird der Fuß leicht gestrichelt und geknetet, der Bereich des Fußrückens wird leicht ausgestrichen.

b) Danach werden, beginnend beim großen Zeh, die Zehen einzeln der Reihe nach sanft berührt und mit leicht kreisenden Bewegungen aus dem Zehgelenk heraus bewegt. Bitte die einzelnen Zehen vorsichtig und sanft bewegen!

c) Mit dem Daumen wird der ganze Fuß auf der Fußsohle ertastet, als ob man noch nie einen Kinderfuß in der Hand gehabt hätte. Jeden Knochen, jeden Muskel, jede Sehne und alle weichen, fleischigen Bereiche gilt es zu ertasten. Dabei wird leicht von oben nach unten ertastet und massiert. Es sollte nur sehr leichter Druck ausgeübt werden.

d) Im Anschluss wird das Solarplexus-Zentrum (drittes Energiezentrum) mit dem Daumen kreisend stimuliert (siehe Skizze mit Sonne, Seite 56).

e) Den Fuß noch einmal ausstreichen, ablegen, einpacken.

Mit dem anderen Fuß genauso (a – e) verfahren.

Zum Abschluss halten Sie beide Füße noch einmal in den Händen; dann legen Sie Ihre Handflächen an die Fußsohlen des Kindes und verweilen einen Moment in dieser Position. Anschließend nehmen Sie langsam die Hände weg.

Adlerspiel

Zur Vorbereitung besorgen Sie für jedes Kind jeweils verschiedene Dinge für den „Beutefang" des Adlers, z. B.:

Alle Kinder lieben das Adlerspiel.

- Ledermäuse (Holzperlen am Lederband)
- getrocknete Kastanien und Eicheln
- Verpackungsclips
- kleine Flummis
- Bleistifte
- Luftballons
- evtl. auch mal Bonbons (verpackt) oder einen Lolli ...

Erzählen Sie nun eine kleine einleitende Geschichte – Wissenswertes über den Adler. Beschreiben Sie, wie er mit seinen Krallen die Beute fängt. Die Kinder dürfen auch ihr Wissen über Adler mitteilen.

Dann ziehen die Kinder einen Strumpf aus und verwandeln sich in einen anmutigen, fliegenden Adler. Bei dem Signal „Adlerflug" kreisen die Kinder im Raum herum. In der Mitte des Raumes legen

Sie z. B. alle Ledermäuse zum Beutefang aus. Alle Adlerkinder müssen im großen Kreis weiterfliegen. Zur Unterstützung können Sie eine Trommel oder Klanghölzer aneinander schlagen und dann „Beutefang" rufen. Erst jetzt dürfen alle hungrigen Adler auf Beutefang gehen und die Beute mit den Krallen (nackten Füßen und Zehen) fangen und in ihr Nest (Yogadecke) bringen. Die Beute wird nur mit den Zehen gegriffen. Dann geht es weiter zum nächsten „Adlerflug" und bei „Beutefang" dürfen die Adler wieder losjagen usw.

Ein Teil der Beute darf als Geschenk mitgenommen werden (z. B. ein Luftballon, Bonbon usw., die anderen Sachen werden immer wieder verwendet).

Die Kinder haben großen Spaß an diesem Spiel. Es fördert die Konzentration, und die Fußmuskulatur wird durch den Greifreflex trainiert. Wechseln Sie bitte auch die Fußseiten. Eine gut trainierte Fußmuskulatur gibt Standfestigkeit und beugt Problemfüßen vor.

Zum Abschluss dreimal chanten: SAT NAM
Abschlusskreis (siehe Seite 26)

Vierte Yogastunde: Nasenlochatmung

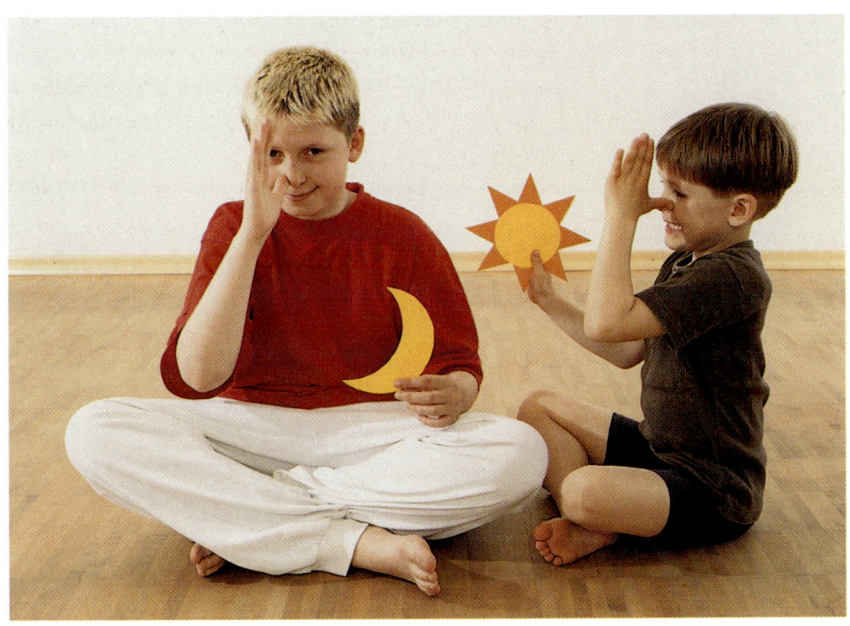

*Bewusste Atmung ist die Grundvoraussetzung für Wohl-
fühlen und Entspannung. Wer über gezielte Atemtechni-
ken verfügt, kann in Stresssituationen zur Ruhe finden
und beugt vielen gesundheitlichen Problemen vor.*

Bewusst atmen

Arbeitsmaterial:
Buntstifte, Papier, je
Kind ein Goldstern
(ausgeschnitten aus
Goldpapier)

Wir beginnen die Stunde mit der Begrüßung und den Fragen: „Wie geht es dir?", „Worüber hast du dich heute gefreut?" (siehe Seite 24).

Dann führen wir in unser heutiges Thema ein. Dazu lasse ich die Kinder zuerst die Skizze mit Sonne und Mond (siehe unten) mit farbigen Stiften malen:

Wechselseitige Nasenlochatmung
Immer durch das jeweilige Nasenloch atmen

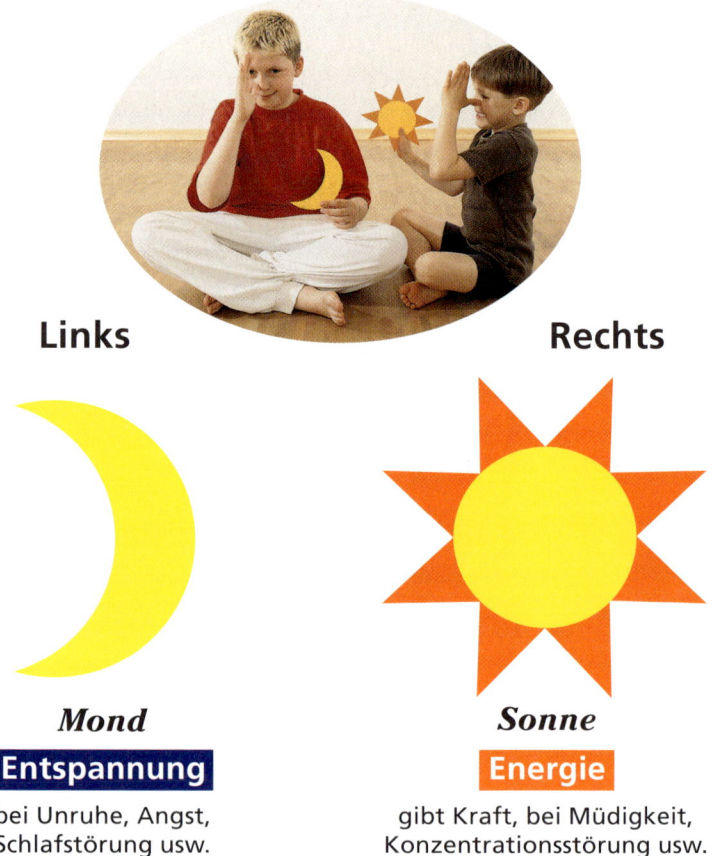

Links   **Rechts**

Mond   *Sonne*

Entspannung   **Energie**

bei Unruhe, Angst,   gibt Kraft, bei Müdigkeit,
Schlafstörung usw.   Konzentrationsstörung usw.

Wir haben zwei Nasenlöcher, mit denen wir Luft ein- und ausatmen. Luft bzw. Sauerstoff brauchen wir zum Leben. Wir atmen aber niemals durch beide Nasenlöcher gleichzeitig. Ein Nasenloch übernimmt immer im Wechsel den größeren Atemanteil. Die Atmungsdominanz eines Nasenloches wechselt ca. alle zwei bis zweieinhalb Stunden. Dies bringt einen Ausgleich zwischen Wachsein und Entspannung in unserem Körper. Die bewusste Atmung durch das linke Nasenloch bringt Entspannung und wirkt beruhigend, während die Atmung durch das rechte Nasenloch energiesteigernd wirkt.

Übung: Alle Teilnehmer setzen sich im Schneidersitz gerade hin.

Mit dem rechten Daumen verschließen alle das rechte Nasenloch. *Atmung A* Die Finger zeigen wie Antennen zur Decke. Alle atmen nur durch das linke Nasenloch ein und aus. Nach ca. zwei Minuten werden der Daumen und die Nasenlochseite gewechselt.

Jetzt atmen alle nur durch das rechte Nasenloch ein und aus. Nun *Atmung B* wird man feststellen, dass sich eine Nasenlochseite wie beim Schnupfen etwas verstopft anfühlt. Dies ist die Nasenlochseite, die gerade „Pause" hat.

Übung: Wechselseitige Nasenlochatmung zur allgemeinen Entspannung (jetzt wird es etwas schwieriger):
a) Der rechte Daumen verschließt das rechte Nasenloch, die Finger zeigen wieder wie Antennen zur Decke.
   Einatmen durch das linke Nasenloch.
b) Der kleine Finger der rechten Hand verschließt das linke Nasenloch, der Daumen rechts löst sich, und es wird rechts ausgeatmet. Wie eine Klammer verschließt man abwechselnd mit dem kleinen Finger und dem Daumen jeweils ein Nasenloch. Es wird links eingeatmet (a) – kleiner Finger öffnet und Daumen verschließt – und rechts ausgeatmet (b) – Daumen öffnet und kleiner Finger verschließt. Es geht im Wechsel mit a und b zwei Minuten lang weiter.

Entspannung

Anhand der Skizze erkläre ich den Kindern dann, dass man mit der linken Nasenlochseite (Mond) schnell Entspannung in den Körper bringen kann. Das hilft bei Aufregung, Unruhe, Angst oder wenn man

Bewusste Atmung löst Anspannungen und hilft Kindern vor Klassenarbeiten.

nicht einschlafen kann. Als Anregung gebe ich den Kindern mit auf den Weg, die Nasenlochamtung bei großer Aufregung vor Klassenarbeiten anzuwenden. In der Schule zeigen die Finger natürlich nicht zur Decke, sonst würden ja alle komisch schauen, sondern man kann sich mit dem Arm abstützen, den Kopf auf die Faust legen und heimlich das rechte Nasenloch (mit Finger, Hand oder Stift) verschließen. Viele Kinder aus meinen Yogakursen haben mit dieser Atemtechnik sehr positive Erfolge bei Aufregung und Angst vor Klassenarbeiten erlebt.

Energie tanken

Als Gegenstück dazu bringt die Atmung durch das rechte Nasenloch mehr Energie in den Körper. Das ist hilfreich, wenn man sich müde und schlapp fühlt und sich nicht konzentrieren kann.

Nun folgen das Lockern, Aufwärmen, Spüren und Einstimmen (siehe Seite 24 f.).

Ein Ausflug

Yogaübungsreihe

Heute wollen wir uns nicht langweilen, wir wollen einen Ausflug mit dem Fahrrad machen. Wir wollen das schöne Wetter und die Natur genießen.

Schwingt euch auf euer Fahrrad … und los geht's!

Fahrrad

Gute Aufwärmübung. Kreislaufanregend. Fördert die Entgiftung. Trainiert die Bauch-, Bein- sowie die untere Rückenmuskulatur.

Legt euch auf den Rücken und macht es euch bequem. Ihr könnt die Hände in den Bereich eures Hohlkreuzes legen, um hier abzustützen. Zieht die Beine an und stellt euch vor, ihr würdet mit dem Fahrrad losfahren. Macht mit den Beinen große kreisende Bewegungen, als würdet ihr kräftig in die Pedale treten.

Ente

Nach einer Kurve müssen wir ein Ausweichmanöver machen. In aller Seelenruhe watschelt eine Entenfamilie über die Straße.

Kommt in die Hocke auf eure Füße. Macht euch klein wie eine Ente, formt mit den Händen hinter eurem Körper ein kleines Entenschwänzchen. Watschelt auf euren Füßen umher und schnattert wie die Enten … bab, bab, bab.

Fördert das Gleichgewichtsgefühl. Trainiert die Fuß- und Beinmuskulatur.

Müllauto

Ein Müllauto kommt angebraust, quietschend stoppt es, damit die Enten heil auf die andere Straßenseite zum Teich watscheln können. Dann kann das Müllauto weiter zum nächsten Müllcontainer fahren und diesen leeren.

Dehnübung. Trainiert die Rückenmuskulatur.

Stellt euch aufrecht hin. Eure Arme verwandeln sich in die Greifvorrichtung des Müllautos. Beugt euch nach vorn runter, dehnt euch dann zur Seite, die Arme greifen seitlich die Mülltonne. Die Tonne wird nach vorn ausgerichtet und dann hochgehoben. Dehnt euch nach oben, bringt die Arme ausgestreckt hinter den Kopf und schüttelt die Mülltonne leer. Die geleerte Tonne wird in umgekehrter Reihenfolge abgeladen und die nächste Tonne wird gegriffen. Bitte fünfmal wiederholen.

Falls die Übung unklar sein sollte, überlegt euch genau die Arbeit des Müllautos.

Wichtig: Bei Schilddrüsenproblemen den Kopf nicht so weit in den Nacken dehnen. Achtung bei Wirbelsäulenbeschwerden!

Fahrrad

Wir fahren, wie zuvor beschrieben, auf dem Fahrrad weiter.

Fahrt mit der kreisenden Beinbewegung los und tretet dabei kräftig in die Pedale.

Schranke

Unsere Fahrt wird durch eine heruntergehende Schranke unterbrochen.

Trainiert die Bauch- und Rückenmuskulatur. Fördert die Durchblutung. Regt die Verdauung an.

Legt euch bequem auf den Rücken, die Beine sind ausgestreckt. Langsam und gestreckt hebt ihr das linke Bein in einem 90-Grad-Winkel hoch (das rechte Bein bleibt ausgestreckt liegen) – die Schranke öffnet sich. Das Bein geht langsam wieder herunter – die Schranke schließt sich. Dann wird das rechte Bein gehoben und gesenkt … und immer weiter im Wechsel ein Bein zur Decke heben.

Zum Abschluss hebt ihr langsam beide Beine auf 90 Grad – und beide Beine werden langsam wieder gesenkt. Dreimal wiederholen.

Trainiert die Bauch- und Rückenmuskulatur

Berg und Tal

Die Fahrt mit dem Fahrrad wird anstrengender, wir fahren jetzt einen Berg hinauf. Verwandelt euch in einen Berg:

Stellung A

Kommt auf Hände und Füße, streckt den Po hoch. Euer Rücken bildet einen hohen Berg. Der Po ist der Berggipfel.

Runter ins Tal lassen wir uns einfach mit dem Fahrrad rollen …

Stellung B

Aus dem Berg wird jetzt ein Tal: Senkt langsam euren Po, ohne die Position der Hände und Füße zu verändern. Das Becken wird am Boden abgelegt und jetzt sieht es aus wie ein Tal.

Berg- und Tal-Position wechseln sich dreimal ab.

Wichtig: Anschließend sofort sanft in die Babyposition kommen zur Gegendehnung. Die Übung nicht bei Wirbelsäulenproblemen durchführen!

Entspannung

Babyposition

Angestrengt von dieser Berg- und Talfahrt kommt ihr langsam zur Entspannung in die Babyposition.

Kauert euch zusammen, macht den Rücken rund, legt den Kopf bequem auf den Boden und werdet ganz still. Verweilt einen Moment in der Babyposition.

Nach einer Weile rollt ihr euch langsam Wirbel für Wirbel auf, die Schultern werden gehoben und der Kopf wird zuletzt aufgerichtet, bis ihr wieder ganz aufrecht sitzt.

Konzentrations- und Gleichgewichtsübung

Straßenschild

Zur Orientierung zeigt euch ein Straßenschild die Fahrtrichtung an.

Stellt euch aufrecht hin. Steht auf einem Bein. Das andere Bein ist gebeugt, der Fuß wird von der seitengleichen Hand gegriffen. Der freie Arm wird nach vorn ausgestreckt und zeigt die Fahrtrichtung an.

Konzentriert euch bei dieser Übung und sucht einen Punkt zum Fixieren, dann wackelt ihr nicht.

Das Bein bitte wechseln.

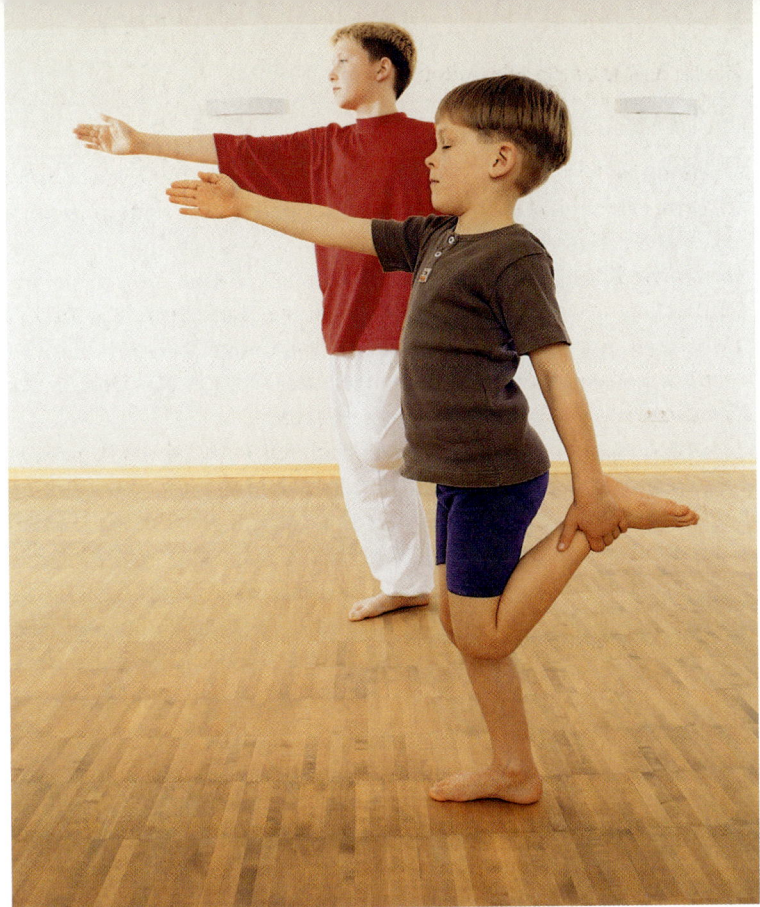

Straßenschild

Aufwärmübung. För-
dert die Beweglich-
keit der Wirbelsäule.
Bewirkt durch die
Dehnung und Stimu-
lation der Energie-,
Nerven- und Lymph-
bahnen eine anre-
gende Entspannung
in allen Organen.

Position A

Position B

Katz und Kuh

Auf einer grünen Wiese machen wir eine kleine Pause zum Ver-
schnaufen. Im Schatten sitzend beobachten wir auf einer Weide die
Kuh mit ihrer Freundin, der Katze.

*Kommt in den Vierfüßlerstand, setzt dazu Hände und Knie auf und
hebt den Kopf hoch. Stellt euch vor, ihr seid eine Kuh auf der Weide,
die macht „muh". Der Lendenwirbelbereich wird leicht durchgebeugt.*

*Die Katze macht einen Katzenbuckel vor Freude. Beugt den Kopf
zwischen die Arme und euer Rücken wird rund und formt einen Katzenbuckel. Jetzt dürft ihr „miau" machen.*

*Die Bewegung von „muh" und „miau" geht fließend abwechselnd
ineinander über, an keiner Stelle kommt die Bewegung zum Stocken.
Muh – miau … wiederholt es ein paarmal.*

Klappmesser

Dehnübung. Trainiert die Rückenmuskulatur.

Wir entdecken einen großen Baum voller reifer, rot schimmernder Äpfel. Schnell laufen wir dorthin und sammeln ein paar Äpfel auf. Mit unserem Klappmesser schälen wir die Äpfel und lassen sie uns schmecken.

Position A

Stellt euch aufrecht hin, streckt die Arme nach oben, die Handflächen werden leicht nach hinten angewinkelt und zeigen zur Decke: Nun seid ihr ein aufgeklapptes Klappmesser.

Position B

Mit Schwung aus dem Lendenwirbelbereich dehnt ihr euch mit leicht durchgedrückten Knien mit den Händen zum Boden – ohne nachzufedern: Das Klappmesser ist zusammengeklappt.

Mit Schwung richtet ihr euch wieder auf, ihr steht gestreckt, die Arme sind hochgenommen, das Klappmesser ist aufgeklappt.

Bitte ein paarmal im Wechsel zwischen Position A (aufgeklappt) und B (zusammengeklappt) wiederholen und nicht nachfedern.

Klappmesser

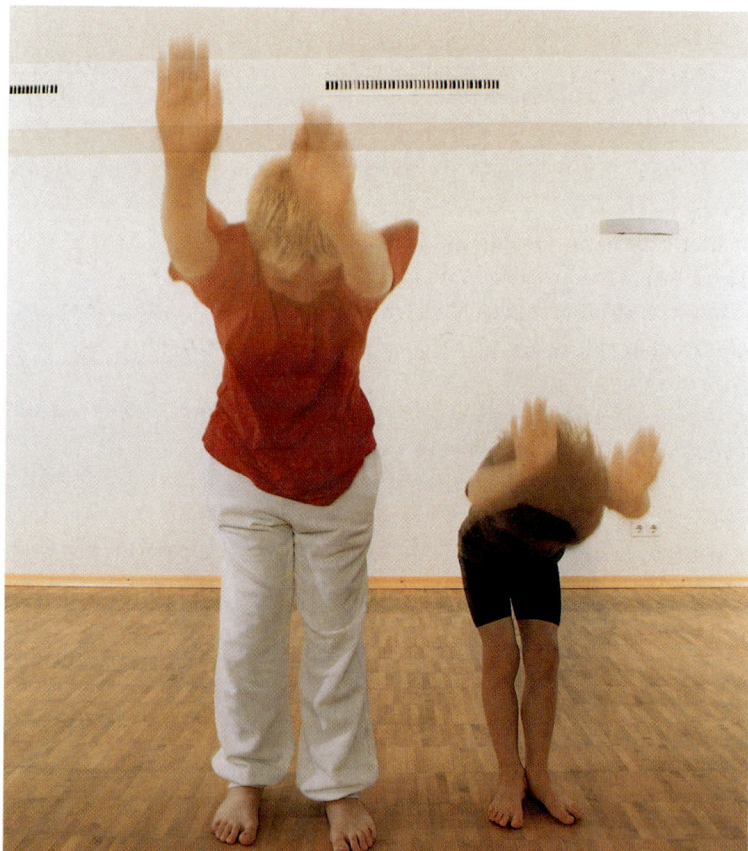

Waage

Neben dem Apfelbaum steht eine kleine Waage. Hier werden die Äpfel gewogen und verpackt, um sie dann auf den Markt zu bringen. *Stellt euch aufrecht mit geschlossenen Beinen hin. Steht ganz sicher. Wenn ihr das Gefühl habt zu wackeln, bewegt ein wenig die Zehen und die Füße. Dann können sich eure Füße besser dem Boden anvertrauen und ihr steht sicherer.*

Die Arme werden in Schulterhöhe parallel zum Boden ausgestreckt. Die Handflächen zeigen nach oben, als wären es Waagschalen. Sanft pendelt die Waage mit ihren Waagschalen von links nach rechts. Dehnt euch ein paarmal und kommt zum Abschluss wieder in die Mitte.

Meditative Gleichgewichts- und Dehnübung

Wasserrad

Auf unserer weiteren Entdeckungsreise hören wir Wasser plätschern. Ein kleiner Bach läuft hier entlang. Der Bach fließt schnell genug, um ein altes Wasserrad anzutreiben.

Stellt euch aufrecht hin.

Trampelt jeweils einmal mit dem linken und dem rechten Fuß und sprecht dazu: trip, trap.

Klatscht zweimal in die Hände und sprecht dazu: klipp, klapp.

Die Hände zeigen vor der Brust zueinander, berühren sich aber nicht.

Dann beginnt ihr mit der linken Hand einen Kreis entgegen dem Uhrzeigersinn zu beschreiben und sprecht dazu: „So dreht –",

dann kommt die linke Hand zur Ruhe; mit der rechten Hand beginnt ihr einen Kreis im Uhrzeigersinn zu beschreiben und sprecht dazu: „das Wasserrad".

Beide Handflächen zeigen zueinander. Nun beginnt von vorn und wiederholt ein paarmal Position A bis C.

Gute Konzentrations- und Koordinationsübung zwischen Füßen, Händen und Rhythmik. Fördert die Links-Rechts-Koordination. Erdet „luftige" Kinder.

Position A

Position B

Position C

Frosch

Am Bach beginnt es plötzlich zu quaken und ein kleiner grüner Frosch bringt sich gerade in Sicherheit.

Kommt in die Hocke, setzt die Hände zwischen den Knien am Boden auf und beginnt wie ein Frosch herumzuhüpfen.

Achtung: Abstand halten!

Kreislaufanregend. Übt die gesamte Muskulatur und bringt Spaß!

Fahrrad

Die Zeit verging wie im Flug, und es wird Zeit für uns, wieder nach Hause zu fahren. Kommt schnell auf eure Fahrräder und es geht heimwärts.

Fahrradfahren, wie auf Seite 72 beschrieben – und wieder kräftig in die Pedale treten.

Ganz entspannt im Wunderland

Schön, wenn man sich jederzeit in sein ureigenes Wunderland versetzen kann!

Wir beginnen mit dem Einleitungstext zur Körperentspannung (siehe Seite 27 f.). Dann fahren wir fort:

Geh jetzt in deinen Gedanken auf eine grüne Sommerwiese. Das satte Grün beruhigt all deine Gedanken, du genießt den Duft der Wildblumen und Kräuter. Viele bunte Schmetterlinge flattern durch die Luft, von Blüte zu Blüte. Die Bienen summen. In der Ferne muht eine Kuh und irgendwo bellt ein Hund. Ansonsten ist es still – ganz still. *Du lauschst, um die Stille zu hören. Du fühlst dich wohl in dieser Stille und legst dich auf die Wiese, um einfach nur in den Himmel zu schauen.*

Blauer Himmel und unendliche Stille ...

Hoch oben am Himmel kommt ein Luftballon angeflogen. Ein Band hängt noch daran, irgendjemandem ist er wohl aus der Hand geflogen. Durch den leichten Wind bewegt sich der Ballon tanzend *auf und ab, auf und ab ...* und malt dabei auch Kreise am Himmel. Voller Leichtigkeit bewegt er sich voran. Der Ballon wird von dem goldenen, warmen Sonnenlicht angestrahlt.

Bunt leuchtet er am Himmel.

Die leuchtenden intensiven Farben strahlen dich an. Sieh dir den Ballon mit all den leuchtenden Farben noch einmal ganz genau an.

Stell sie dir jetzt in Gedanken genau vor ...

Eine etwas kräftigere *Windböe* gibt dem Ballon mächtigen Aufschwung und er saust durch die Lüfte.

Er fliegt weiter und *höher und höher.* Er wird immer *kleiner und kleiner.*

Müde bist du geworden und du schließt die Augen.

Alles ist ruhig und still. Stille ist auch in dir. Du fühlst dich ganz ruhig und entspannt.

Von weit her hörst du eine lieblich zarte Stimme singen: „Ganz entspannt im Wunderland, ganz entspannt im Wunderland ..." (Vorleser: bitte sanft und melodiös singen) Aus einem hellen Lichtstrahl heraus entdeckst du bei genauerem Hinsehen eine kleine Gestalt. Wer bist denn du?

„Ich bin die Traumfee und komme aus dem Land der Träume. Ich sorge dafür, dass alle Kinder sich gut entspannen können. Schau mal, mit meinem Zauberstab kann ich kleine Traumsterne zaubern." Die Traumfee singt wieder mit ihrer lieblichen Stimme: „Ganz entspannt im Wunderland, ganz entspannt im Wunderland." Sie wirbelt mit ihrem Zauberstab und plötzlich funkeln überall kleine Sterne. Die Sterne schweben langsam auf den Boden und funkeln und glitzern. Die Traumfee erklärt: „Dies sind meine Entspannungssterne, ich verteile sie an alle Kinder, die ich treffe. Diese Sterne haben eine ganz besondere Ausstrahlung. Berührst du in Gedanken einen Entspannungsstern, fühlst du dich noch ruhiger und entspannter. Dann kannst du ganz viel neue Kraft für den Rest des Tages schöpfen ...

Denkst du am Abend an einen Entspannungsstern, kannst du besser einschlafen – er lässt dich ganz müde werden.

Während all die Entspannungssterne auf dich hinabrieseln und dich mit ihrem bezaubernden Licht einhüllen, fühlst du dich wohlig, warm und entspannt ..."

Die Traumfee schenkt dir einen Entspannungsstern. Es ist dein ganz persönlicher Stern, der dich an die Traumfee erinnern soll, und du weißt, wie gut es sich anfühlt, so entspannt zu sein.

„Ganz entspannt im Wunderland, ganz entspannt im Wunderland ..." (Vorleser: melodiöse Betonung)

Die liebliche Stimme der Traumfee verschwindet. All die anderen Entspannungssterne fliegen der Fee hinterher und begleiten sie.

In der Ferne hörst du einen Hahn krähen: kikeriki, kikeriki – und ganz, ganz langsam erwachst du aus der Entspannung und kommst zurück von der Wiese in diesen Yogaraum.

Zum Abschluss lesen wir den Text zum Entspannungsende (siehe Seite 28).

Du entdeckst einen Schlafstern – kommt er dir bekannt vor?
Bevor alle Kinder wieder ganz „aufgewacht" sind, lege ich zu jedem
Kind einen ausgeschnittenen Stern aus Goldpapier. Diesen Stern
können sie als Erinnerung an ihrem Bett aufhängen.

Meditation: SA TA NA MA

Meditationen sind hervorragende Konzentrationsübungen.

SA TA NA MA ist eine Meditation, bei der sich die Kinder voll konzentrieren müssen. So bleiben andere Gedanken fern. Sobald die Gedanken abschweifen, kommen die Kinder leicht aus dem Rhythmus.

Alle Kinder sitzen im Kreis. Die Hände liegen locker auf den Knien
und die Finger beider Hände werden synchron bewegt:
SA: Daumen und Zeigefinger berühren sich.
TA: Daumen und Mittelfinger berühren sich.
NA: Daumen und Ringfinger berühren sich.
MA: Daumen und kleiner Finger berühren sich.
Danach beginnt man wieder von vorn. Chanten Sie ganz melo-
disch. Durch Veränderung der Lautstärke (je ein bis zwei Minuten
laut, leise, still, leise, laut) kann die abschweifende Konzentration
wieder gut gesammelt werden. Beginnen Sie die Meditation aus dem
Gruppengefühl heraus und versuchen Sie, die Zeit langsam aufzubauen. Beginnen Sie aber mit einer kürzeren Zeitdauer, um die Kinder nicht zu überfordern. Ziel ist es, die Meditation langsam zu steigern, z. B. auf: laut – zwei Minuten, flüstern – zwei Minuten, Stille –
drei Minuten, flüstern – zwei Minuten, laut – zwei Minuten.

Die Bedeutung des Mantras SA TA NA MA
Dieses Mantra verbindet uns mit dem ewigen Kreislauf des Lebens. Jedes Teil in der Natur ist mit diesem Kreislauf verbun-
den. Jeder Baum erblüht im Frühjahr neu, strahlt im Sommer
im grünen Blätterkleid, verwelkt im Herbst und wirkt im Winter wie schlafend oder tot, wenn alle Blätter abgefallen sind.

SA: Geburt   TA: Leben   NA: Tod   MA: Wiedergeburt

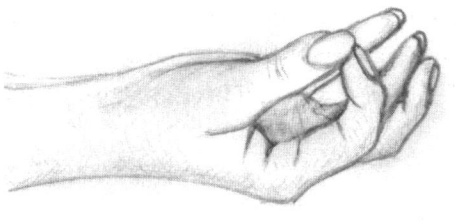

*SA – Daumen
und Zeigefinger
berühren sich.*

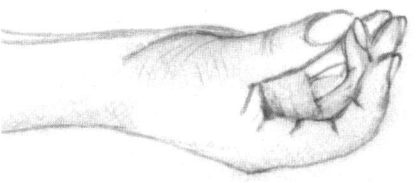

*TA – Daumen
und Mittelfinger
berühren sich.*

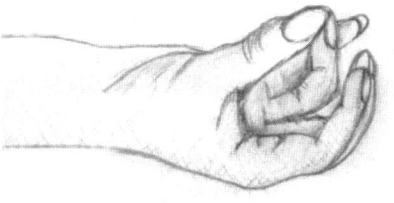

*NA – Daumen
und Ringfinger
berühren sich.*

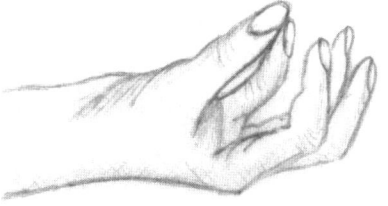

*MA – Daumen
und kleiner Finger
berühren sich.*

Rückenmassage

Eine Rückenmassage entspannt hervorragend und fördert die Konzentration.

Diese Rückenmassage schult die Wahrnehmung, fördert die Konzentration, löst Spannungen und bringt nebenbei viel Spaß. Sie kann nach der Entspannung oder als Abschluss der Stunde durchgeführt werden.

Das Kind liegt entspannt auf dem Bauch. Ihre Hände legen Sie sanft im Lendenwirbelbereich auf, damit Sie sich gegenseitig wahrnehmen und spüren können. Dann beginnen Sie:

a) Im Frühjahr müssen alle Beete für die Pflanzzeit vorbereitet werden; der Gärtner harkt die Erde durch.

Formen Sie mit Ihren Fingern die Zinken der Harke und harken Sie kräftig auf dem ganzen Rücken. Buddeln Sie dann Löcher für die Blumenzwiebeln, pflanzen Sie Blumenzwiebeln und bedecken die Löcher wieder. Anschließend die Beete schön glatt harken.

Eine „Tiermassage" bringt viel Spaß!

b) Auf dem Rasen kriechen einige Schnecken herum.

Mit der glatten Hand streichen Sie langsam über den Rücken und ahmen eine Schnecke nach.

c) Quak, quak, ein Frosch springt umher.

Hüpfen Sie mit Ihren Händen und Fingern auf dem Rücken umher und spielen Sie einen Frosch.

d) Eine große, sehr liebe Spinne krabbelt zwischen altem Laub.

Setzen Sie die Fingerspitzen auf und krabbeln Sie mit allen Fingern langsam wie eine Spinne umher. Lassen Sie eine ganze Spinnenfamilie wandern, die Kinder lachen und quietschen vor Vergnügen.

e) Auf der Weide galoppieren die Pferde umher.

Mit den Handflächen galoppieren Sie über den Kinderrücken (bitte nicht direkt auf der Wirbelsäule). Mit dem Geräusch finden Sie einen Rhythmus. Lassen Sie ein braunes Pferd springen, ein schwarzes, ein weißes …

f) Die Kehrmaschine hat viel zu tun, die Straße ist völlig verschmutzt.

Legen Sie die Handflächen auf und kreisen Sie wie die Kehrmaschine über den ganzen Rücken. Kehren Sie den gesamten Rücken auf und ab – überall.

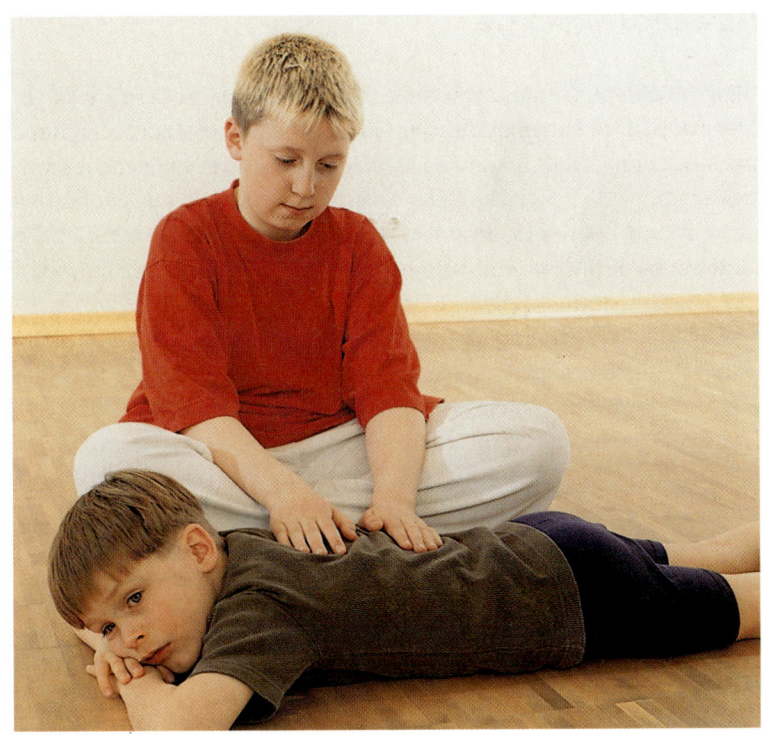

g) Viele Autos fahren umher.

Legen Sie die flachen Hände an den Beinen auf, bewegen Sie die Hände wie bei der Schnecke, nur etwas schneller.

Ein Trecker kommt angefahren ... putt, putt – unterstützen Sie ihn mit Geräuschen.

Ein Laster ... (etwas schneller)

Ein Porsche ... (noch etwas schneller)

Schumi kommt ... (Lassen Sie Schumi flitzen, ruhig zwei- bis dreimal.)

h) Die Rennstrecke ist von den Gummireifen völlig verschmutzt, die Kehrmaschine muss noch einmal kommen.

Lassen Sie sich noch viele weitere Elemente für diese Rückenmassage einfallen. Zum Abschluss die Hände sanft entfernen.

Spiegel spielen

Kinder lieben dieses Spiel, und es ist eine schöne Erfahrung, wenn Eltern und Kind diesen Spaß gemeinsam erleben.

Alle Teilnehmer finden sich zu zweit im Schneidersitz zusammen. Die Gesichter sind einander zugewandt (die Übung kann man auch im Stehen machen). Einer der beiden darf A = aktiv sein, die andere Person ist B = der Spiegel. Der Spiegel muss alles genau widerspiegeln, was die aktive Person (A) macht. Alles ist erlaubt, außer die Stimme zu benutzen und sich zu berühren. Nach einiger Zeit wird die Position gewechselt.

Diese Übung arbeitet an der Konzentrationsfähigkeit und übt die Umsetzung der visuell wahrgenommenen Mimik, Gestik und Motorik. Dabei werden auch Spannungen abgebaut. Vor allem haben alle viel Spaß dabei, einfach mal ganz zwanglos Quatsch zu produzieren (auch ein tolles Spiel für die „braven" Erwachsenen).

Zum Abschluss dreimal chanten: SAT NAM
Abschlusskreis (siehe Seite 26)

Fünfte Yogastunde:
Polizeichef / Schutzengel

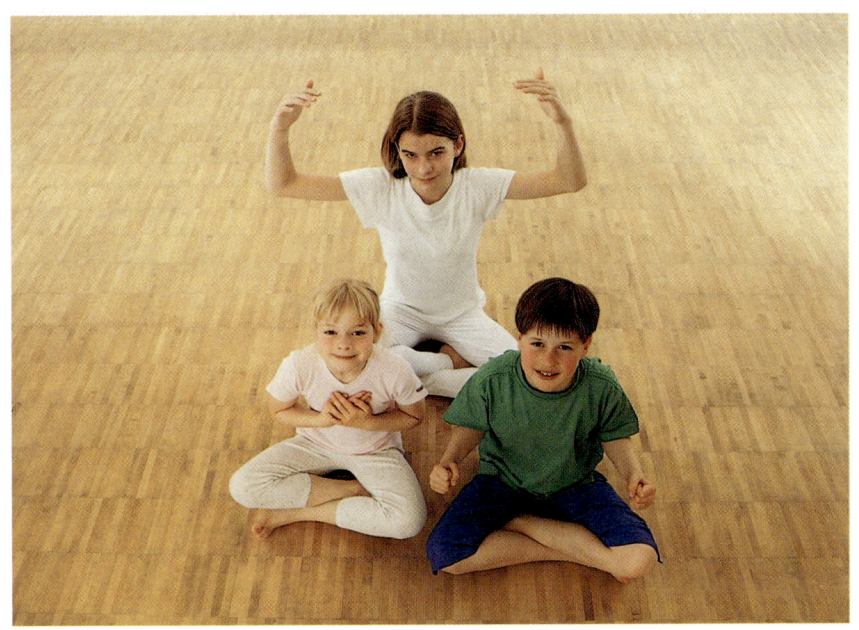

Mit anschaulichen Bildern können Kindern körperliche Vorgänge gut verständlich gemacht werden, z. B. die Rolle unseres Abwehrsystems als „Polizei" des Körpers. So lernen sie, Acht zu geben auf ihren Körper und ihn wert zu schätzen.

Die Rolle des Abwehrsystems

Arbeitsmaterial: Papier, Malstifte, kleine Kärtchen mit einem goldenen Faden

Wir beginnen mit der Begrüßung und den Fragen: „Wie geht es dir?", „Worüber hast du dich heute gefreut?" (siehe Seite 24).

Dann führen wir ins heutige Thema ein: Polizeichef. Wir erklären:

In unserem Körper haben wir viele kleine Polizisten, die so genannten Blutkörperchen. Sie halten das Blut sauber und werden besonders aktiv, wenn wir krank sind.

Begrüße morgens beim Aufstehen deinen Polizeichef. Klopf sanft auf den Bereich in der Mitte der Brust und aktiviere dein Immunsystem. Streiche zum Abschluss den Bereich noch einmal sanft kreisend aus.

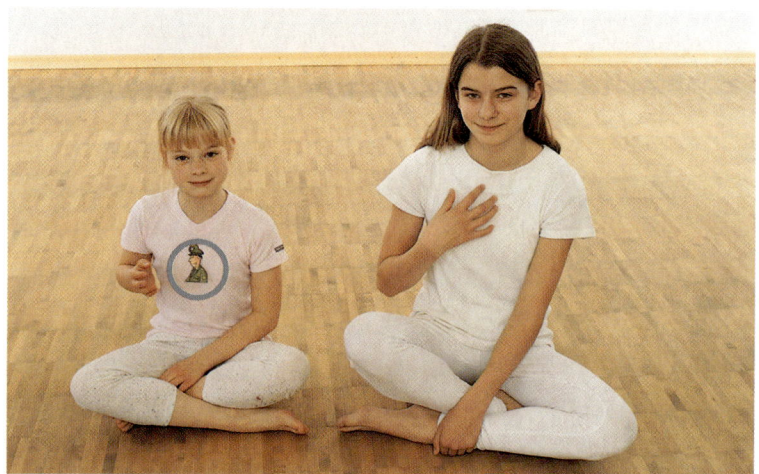

Diese kleinen Polizisten haben einen großen „Polizeichef". Dieser sorgt dafür, dass alle kleinen Polizisten gut für uns arbeiten. Auch diesen Polizeichef finden wir in unserem Körper wieder. Der Polizeichef wohnt genau in der Mitte der Brust. In unserem Körper heißt der Polizeichef „Thymusdrüse" (Chef der Abwehrzellen). Wie die motorisierte Polizei sind die Abwehrzellen überall „auf Streife" und schützen den Menschen vor krankmachenden Angriffen der Erregerbande, den Viren, Bakterien, Pilzen und anderen Bösewichten.

Die Steuerzentrale der Abwehr gegen Krankheitserreger sitzt in der Thymusdrüse. Die Thymusdrüse ist eine Hormondrüse und produziert u. a. Zellen (die T-Lymphozyten), die Krankheitserreger abwehren. Außerdem wird durch die Aktivierung der Thymusdrüse unsere Lebensenergie gestärkt.

Nun folgen das Lockern, Aufwärmen, Spüren und Einstimmen (siehe Seite 24 f.).

Im fremden Land

Heute reisen wir in die Ferne. Wir wollen Neues erleben und fremde Dinge sehen.

Yogaübungsreihe

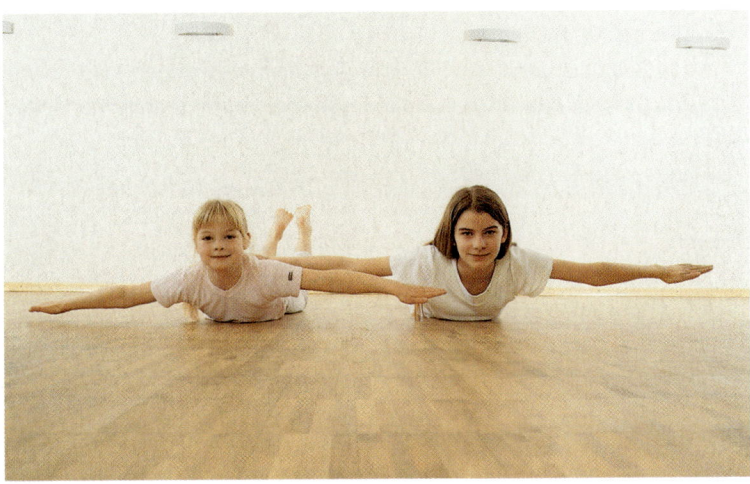

Flugzeug

Flugzeug

Ganz gespannt, was wir heute erleben, steigen wir in ein Flugzeug und fliegen los.

Legt euch auf den Bauch, streckt die Arme seitlich aus wie Flugzeugflügel. Die Beine sind das Höhenleitwerk. Hebt Arme, Beine und Kopf an, haltet die Spannung und fliegt geräuschvoll los.

Achtung: Vorsicht bei Rückenproblemen! Im Anschluss unbedingt eine Gegendehnung (siehe unten) durchführen.

Anschließend kommt ihr zur Gegendehnung und Rückenentspannung kurz in die Babyposition – Rücken rund machen, Kopf am Boden ablegen und Arme entspannt seitlich am Körper ablegen.

Richtet euch langsam auf und kommt in den Schneidersitz.

Trainiert die Rücken- und Beinmuskulatur.

87

Blick nach links und rechts

*Sanfte Nacken-
dehnung und
Entspannung*

Wir sind in einem uns unbekannten Land angekommen und schauen uns erst einmal um. Was sehen wir?

Ihr sitzt im Schneidersitz, der Rücken ist ganz gerade. Schaut nach vorn – nach links – nach rechts – nach unten und nach oben. Nur Kopf und Nacken bewegen sich.

Wiederholt diesen Viererzyklus dreimal – ganz sanft und langsam.

Mond

*Aufwärm- und
Dehnübung*

Am Himmel ist ein Halbmond zu sehen.

Kommt in den Stand, die Beine stehen dicht beieinander. Streckt die Arme nach oben aus und legt die Handflächen aneinander. Dehnt euch sanft zur linken Seite und anschließend wieder zur rechten Seite.

Dehnt euch ein paarmal nach jeder Seite.

Kamel

*Aufwärmübung.
Rückenentspannung.
Aktiviert den
Energiefluss.*

Jetzt wollen wir das fremde Land erkunden. In dem weichen Sand würde jedes Auto stecken bleiben, deshalb nehmen wir ein Kamel! Steigt alle auf ein Kamel und reitet los. Passt auf, dass euch auf dem Kamel nicht übel wird, denn es schaukelt sehr stark.

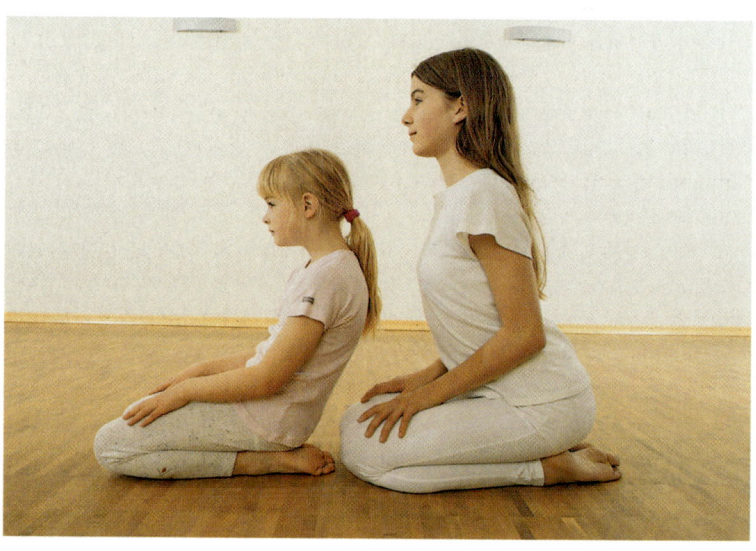

Setzt euch in den Fersensitz, legt die Hände auf die Knie und bewegt euch sanft mit eurer Wirbelsäule vor und zurück wie auf einem schaukelnden Kamel.

Brust nach vorn strecken, die Schultern leicht zurücknehmen.

Position A

Nun nach hinten schwingen und den Rücken ganz rund machen. Es entsteht eine gleichmäßige, fließende Bewegung.

Position B

Palme

Wir reiten auf diesem schaukelnden Kamel weiter, bis wir in der Ferne eine Palmenoase entdecken. Große Schatten spendende Palmen stehen dicht beieinander und bieten uns und unseren Kamelen ein schönes Plätzchen zum Ausruhen.

Gleichgewichts- und meditative Übung. Vermittelt Sicherheit und Standfestigkeit. Erdet.

Steht aufrecht und stellt euch vor, dass ihr große Palmen mit einer riesigen Baumkrone seid. Euer Körper und die Beine bilden den sicher stehenden Palmenstamm und eure Arme, die Palmenblätter, werden hochgestreckt. Ein leichter Wüstenwind lässt die Schatten spendenden Palmenblätter leicht wedeln und wir genießen dieses leichte Lüftchen. Bewegt euch sanft hin und her und stellt euch vor, ihr würdet mit den Armen, euren Palmenblättern, leicht wedeln.

Plappernde Menschen

Wir entdecken einen kleinen Marktplatz, auf dem allerlei buntes Treiben herrscht. Die Menschen, die hier leben, sprechen eine andere Sprache als wir. Sie besitzen kein Radio oder Fernsehen. Alle Neuigkeiten erzählen sie sich jeden Tag zur gleichen Zeit auf dem Marktplatz. Die Menschen kommen von weit her, um zu erzählen und Neues zu erfahren.

Bringt Spaß und nimmt Hemmungen!

Hockt euch hin, setzt die Füße auf und verweilt in der so genannten Palaver-Stellung. Beginnt jetzt, euch alle Neuigkeiten zu erzählen. Einfach drauf los – und natürlich in einer fremden Sprache. Sabbelt alle los, alles ist erlaubt in einer Quatschsprache.

Orangenverkäufer

Ein Orangenverkäufer hat auf einer Decke seine Orangen zum Verkauf ausgelegt. Manchmal ist ihm langweilig, aber wenn er ein paar Orangen verkauft hat, freut er sich riesig und macht einen Freudenhüpfer.

Dehnübung

Position A

Setzt euch mit geradem Rücken in den Schneidersitz und versucht durch Muskelanspannung im Schneidersitz ein paar kleine Freudenhüpfer zu machen. Versucht euch ein wenig vom Boden zu erheben.

Wenn dem Verkäufer dann wieder langweilig wird, bewegt er sich wie ein Pendel von der einen zur anderen Seite.

Position B

Setzt euch wieder ganz gerade in den Schneidersitz, legt die Hände auf die Knie und bewegt euch mit dem Oberkörper wie ein Pendel von links nach rechts, immer ganz langsam, hin und her. Der Kopf wird mitbewegt.

Bauchtanz

Aufwärm- und Dehnübung. Baut Hemmungen ab. Fördert den Körperausdruck.

Zu schöner orientalischer Musik bewegt sich eine Gruppe von Männern und Frauen ganz sanft. Sie machen einen Bauchtanz. Sie haben bunte Kleidung an, und die Frauen sind in flatternde Tücher gehüllt.

Stellt euch hin, steht ganz sicher und seid eine Bauchtänzerin oder ein Bauchtänzer. Kreist den Bauch und die Hüften in alle Richtungen, weich und fließend, wie die Bauchtänzer. Auch die Arme dürfen mitbewegt werden.

Schlange

Trainiert die Rückenmuskulatur. Sanft ausführen!

Ein Mann mit einem langen Bart und dunkler Kleidung sitzt auf dem Marktplatz und hat einen großen Weidenkorb vor sich stehen. Er spielt wundersame Töne auf einer Flöte. Er öffnet den Deckel seines Korbes, während er weiterspielt. Sanft und vorsichtig steigt eine Schlange, eine Kobra, aus dem Korb. Sie bewegt sich anmutig und streckt sich neugierig der warmen Sonne entgegen. Laut zischelt und züngelt sie mit ihrer Zunge, um alle Gerüche und Eindrücke aufzunehmen.

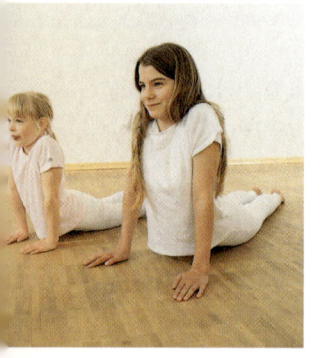

Legt euch in die Bauchlage. Setzt die Hände unterhalb der Schulter auf, drückt langsam den Oberkörper hoch und verwandelt euch in eine Kobra. Kommt jetzt genauso sanft, anmutig und neugierig in die Höhe (das Becken bleibt am Boden), zischelt und züngelt auch, um alles wahrzunehmen. Ihr dürft den Kopf auch nach links und rechts bewegen. Bewegt euch langsam und vorsichtig und spürt die Kraft und die Beweglichkeit der Schlange in euch.

Achtung: Vorsicht bei Rückenproblemen!

Von der Kobraposition kommt ihr jetzt als Gegendehnung langsam und sanft herunter in die Babyposition.

Babyposition

Von den vielen Eindrücken ist die Schlange müde geworden. Die Töne des bärtigen Mannes sind verklungen und langsam rollt sich die Schlange wieder in den Weidenkorb ein.

Rollt euch genauso zusammen wie die Kobra. Macht euch ganz klein, der Rücken ist rund, der Kopf liegt am Boden. Die Arme werden bequem am Boden abgelegt. Atmet lang und tief, und entspannt euch einen Moment.

Dann rollt ihr euch langsam Wirbel für Wirbel auf, schließlich werden die Schultern zurückgenommen und zuletzt wird der Kopf aufgerichtet.

Entspannung

Flugzeug

Es war ein langer, anstrengender Ausflugstag. Wir sind müde geworden und steigen schnell in ein zum Abflug bereitstehendes Flugzeug ein und fliegen nach Hause.

Legt euch noch einmal auf den Bauch. Verwandelt euch wieder in ein Flugzeug, macht Motorengeräusche und wir fliegen nach Hause.

Achtung: Vorsicht bei Rückenproblemen!

Von der Flugzeugposition einmal kurz zur Gegendehnung in die Babyposition gehen und dann in die Entspannungshaltung kommen.

Trainiert die Rücken- und Beinmuskulatur.

Entspannung: Unser Schutzengel

Wir lesen den Einleitungstext zur Körperentspannung (siehe Seite 27 f.) und fahren fort:

Stell dir nun vor, wie du in Gedanken in deinem Bettchen in deinem Zimmer liegst und einfach nur träumst.

Du liegst entspannt und glücklich da. In der Ferne hörst du leise feine Glöckchen tönen. Aus dem Nichts heraus, umhüllt von goldenem Licht und vielen Sternen, erscheint eine wunderschöne Fee vor dir.

Der Schutzengel ist für Kinder eine wunderschöne Vorstellung und schenkt ihnen Sicherheit und Geborgenheit.

„Hallo, mein Kind, ich bin die Fee Wunderschön. Ich bin heute zu dir gekommen, weil ich dir von deinem Schutzengel berichten möchte. Weißt du, was ein Schutzengel ist?"

Erstaunt schaust du die Fee Wunderschön an.

Sie beginnt zu erzählen: „Es gibt viele Engel, und es gibt ganz besondere Engel, die Schutzengel. Jedes Kind, das durch die Himmelstür zu uns auf die Erde geschickt wird, bekommt sofort einen Schutzengel.

Auch du hast einen Schutzengel. Sicherlich möchtest du jetzt von mir wissen, was ein Schutzengel macht – oder?", schmunzelt die Fee Wunderschön.

„Also, ich will es dir erzählen: Ein Schutzengel ist immer bei dir, vom Moment deiner Geburt an. Und dein Schutzengel sieht eigentlich auch genauso aus wie du, nur kann man ihn nicht richtig sehen. Aber er ist immer da. Du kannst auch mit deinem Schutzengel sprechen. Auch wenn er nicht laut antwortet, bekommst du im Stillen immer eine Antwort. Zuerst erscheint es etwas schwierig, aber je häufiger du deinen Engel um Hilfe bittest, desto einfacher ist es für dich, die Botschaften zu verstehen. Dein Schutzengel begleitet dich bei jedem Schritt. In schwierigen Situationen möchte er dir helfen und dich beschützen."

„Eines musst du wissen", sagt die Fee Wunderschön. „Dein Schutzengel möchte dir immer helfen, wenn du Sorgen, Kummer, Angst oder irgendein Problem hast.

Und wenn dir eine wichtige Entscheidung sehr schwer fällt, dann bitte deinen Schutzengel um Entscheidungshilfe.

Helfen bedeutet aber nicht, dass dein Schutzengel dein Zimmer aufräumt, dir beim Rangeln hilft oder mit dir auf den Spielplatz geht und für dich die Schaukel freikämpft! Er wird auch keine Mathearbeit für dich schreiben!

Aber du kannst ihn jederzeit um Hilfe und Rat bitten, wenn du wirklich Unterstützung brauchst.

Ich denke, jetzt ist dir deutlich geworden, was dein Engel für dich macht.

Und dein Schutzengel ist wunderschön. Stell ihn dir jetzt einmal in Gedanken vor ... Siehst du, wie schön er ist?

Einen Namen hat dein Schutzengel auch. Aber den kennst nur du.
Überleg einmal ganz genau, wie dein Schutzengel heißen soll." ...
Die Fee Wunderschön lächelt dich liebevoll an und sagt: „Damit du den Namen deines Schutzengels niemals vergisst, schreib ihn dir auf ein ganz besonders schönes Kärtchen auf. Dein Schutzengel wird überglücklich sein, wenn du seinen Namen auf dieses besondere Kärtchen schreibst."

„So, nun möchte ich weiterziehen", lächelt die Fee Wunderschön.

„Es gibt noch so viele Kinder auf dieser Erde, denen ich von ihrem Schutzengel berichten möchte, weil sie noch nie etwas von ihm gehört haben. Wie schön, dass du jetzt um deinen Schutzengel weißt. Ich komme aber bald wieder."

Die Fee Wunderschön winkt und verschwindet.

Das goldene Licht löst sich auf. Und jetzt löst auch du dich langsam von all deinen Eindrücken und inneren Bildern und kommst mit deinen Gedanken wieder zurück.

Zum Abschluss lesen wir den Text zum Entspannungsende (siehe Seite 28).

Weiterführende Fragen:
Wie geht es euch? Habt ihr euren Schutzengel gesehen?

Schreibt seinen Namen auf ein Kärtchen auf.

Nun dürft ihr beginnen, ein Bild von eurem Schutzengel zu malen. (Es wird zu Hause fertig gemalt.)

Interessant ist der gemeinsame Austausch über das in der Entspannungsgeschichte Erlebte.

Meditation: Glücklich bin ich, gesund bin ich, göttlich bin ich

Alle Kinder sitzen aufrecht mit geradem Rücken im Schneidersitz im Kreis.

Der Meditationstext wird gemeinsam melodiös gechantet, begleitet von einer fließenden Bewegung aus drei Positionen:

Glücklich bin ich – die Hände werden auf das Herzzentrum in der Mitte der Brust gelegt.

Position 1

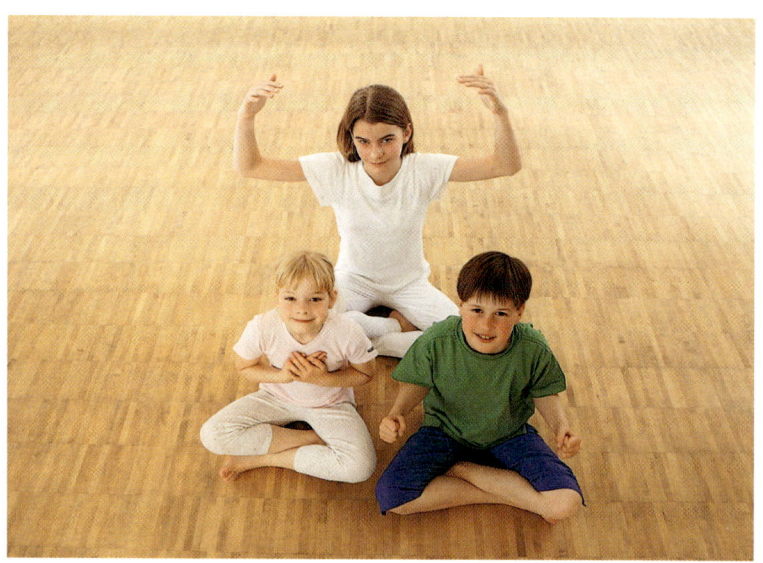

Position 2   Gesund bin ich – ganz klar und überzeugend wird die Botschaft ausgedrückt; dazu werden die Hände zu Fäusten geschlossen und seitlich am Körper nach unten geschwungen.

Position 3   Göttlich bin ich – die Hände werden über den Kopf gebracht und in einem großen Bogen nach unten bewegt (als würden wir einen Regenbogen über unserem Kopf malen).

Mit den drei Positionen fließend weiterchanten und sich bewegen. Wir beginnen mit zwei Minuten und steigern je nach Alter auf vier bis acht Minuten.

(*Anmerkung:* Göttlich ist ein für Kinder schwierig zu erklärender Begriff. Bei dieser Kindermeditation soll „göttlich" eine Erklärung dafür sein, dass alle Kinder von Geburt an wunderbare und strahlende Wesen sind.)

Zum Abschluss dreimal chanten: SAT NAM
Abschlusskreis (siehe Seite 26)

Sechste Yogastunde: Ohren, Denkmütze und Hören

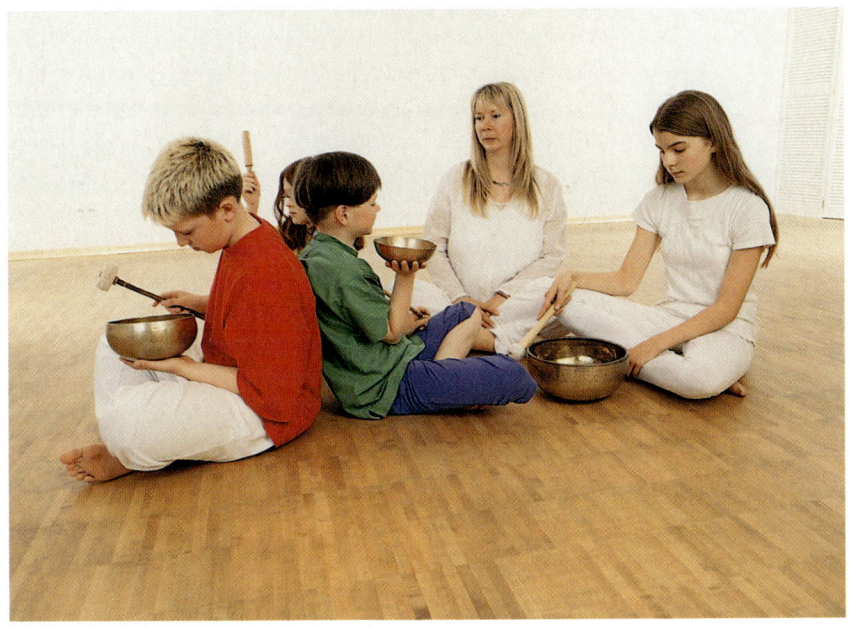

Die Ohren sind ein höchst sensibles Organ. Sie dienen nicht nur dem Hören, sondern ihre Stimulation aktiviert auch das Gehirn und wirkt sich auf die Konzentration aus.

Wozu sind die Ohren da?

Arbeitsmaterial:
Zauberkiste „Töne"
(s. S. 108), evtl.
Klangschale oder
MC/CD mit Tönen
der Klangschalen

Wir beginnen mit der Begrüßung und stellen die Fragen: „Wie geht es dir?", „Worüber hast du dich heute gefreut?" (siehe Seite 24). Dann führen wir ins heutige Thema „Ohren, Denkmütze und Hören" ein und stellen einleitend die Fragen: „Wozu sind die Ohren da?", „Was macht ihr damit?"

Anschließend erklären wir den Kindern, dass sich im gesamten Ohrbereich weit über 400 Akupunkturpunkte befinden. Akupunkturpunkte stehen in direkter Verbindung mit unseren Organen und unserem Gehör. Mit der folgenden Übung „Denkmütze" werden diese Bereiche stimuliert. Durch das Reiben der Ohren wird die Konzentration verbessert und unser Gehirn wird aktiviert. Durch die Stimulation der Akupunkturpunkte aus dem Wahrnehmungsbereich des Hörens und Hörverstehens werden besseres Zuhören und Sprechen angeregt. Im wahrsten Sinne des Wortes bedeutet dies: „Spitz mal deine Ohren." Zugleich entsteht ein Wohlbefinden im ganzen Körper.

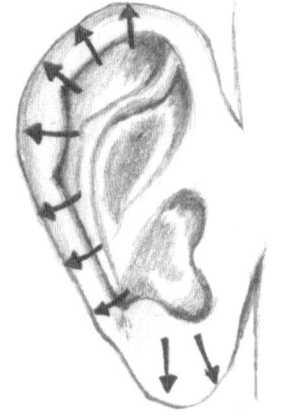

Denkmütze

Zu Beginn werden die Ohren kreisend mit den Händen massiert, wobei jede Hand an einem Ohr liegt. Dann werden die Ohren mit Zeigefinger und Daumen beider Hände sanft berührt, als wolle man den äußeren Ohrrand glatt bügeln oder ausfalten. Man beginnt oben am Ohr und streicht langsam zum Ohrläppchen von innen nach außen. Diese Bewegung erfolgt ca. dreimal. Schön ist es, wenn dazu leise Entspannungsmusik läuft.

Übung

Echospiel

Mit dem Echospiel lernen die Kinder zu tönen und Hemmungen zu überwinden. Es ist ein schöner Beginn oder Abschluss einer Yogastunde.

Übung

Alle stehen locker im Kreis, ein Bein wird leicht nach vorn in den Kreis gestellt. Nun beginnen alle, mit den Armen und dem Körper leicht zu schwingen. Durch die Körperbewegung wird ein wenig die Hemmung genommen und die Kinder kommen aus dem Kopf mehr in den Körper.

Ein Kind darf nun beginnen, einen Vokal, mehrere Töne, ein Geräusch oder eine Melodie in den Raum zu tönen. Alle anderen Teilnehmer spielen Echo und wiederholen das Gehörte. Dann geht es reihum weiter.

Dabei soll darauf geachtet werden, während der Übung in Körperschwingung zu bleiben.

Diese Übung stärkt Kinder in ihrem Selbstbewusstsein und hilft ihnen, sich zu trauen, einen Beitrag in eine Runde einzubringen. Außerdem werden durch die Laute Spannungen im Körper abgebaut. Kinder und Eltern dürfen tönen und sich im eigenen Klang spüren. Quatschlaute werden in der heutigen Zeit oft unterdrückt, die Gesellschaft mag lieber leise Kinder, die ein schönes Lied anstimmen. Dadurch wird das freie Tönen bereits unterdrückt. Bei dieser Übung dürfen alle Laute ausprobiert werden. Die Kinder werden diese Übung sehr oft in den Unterricht einbauen wollen, denn wenn erst einmal die Hemmschwelle überwunden ist, haben sie viel Spaß dabei, sich zu entdecken und auszuprobieren.

Auch die sonst so lauten Kindern sind in dieser Echo-Runde oft gehemmt und müssen erst lernen, gezielt die Stimme einzusetzen.

Es folgen das Lockern, Aufwärmen, Spüren und Einstimmen (siehe Seite 24 f.).

Auf der Wiese

Auf der großen saftig-grünen Wiese am Waldrand gibt es bei strahlendem Sonnenschein einiges zu beobachten.

Yogaübungsreihe

Baum

Vorn auf der Wiese steht eine große mächtige Eiche. Sanft wiegen sich ihre Blätter im leichten Wind. Der Stamm der Eiche ist sehr dick – es muss eine uralte Eiche sein.

Stellt euch aufrecht hin. Verwandelt euch in diese uralte Eiche. Lasst lange, tiefe Wurzeln aus euren Füßen wachsen. Die Wurzeln geben euch Halt und Sicherheit. Eure Beine und euer Körper werden zu

Meditative Übung. Vermittelt Sicherheit und Standfestigkeit. Erdet: wichtig für „Zappelphilippe".

97

Fördert die Beweglich-keit der Wirbelsäule. Bewirkt durch die Dehnung und Stimulation der Energie-, Nerven- und Lymph-bahnen eine anregende Entspannung in allen Organen.

dem dicken Stamm. Nehmt die Arme hoch und bildet mit ihnen die Baumkrone. Sanft beginnt ihr euch im leichten Wind in alle Richtungen zu wiegen.

Katz und Kuh

Die Kuh hat die Schatten spendende Eiche in der Mittagszeit aufgesucht, um hier ein wenig zu ruhen. Die Freundin der Kuh, die Katze Minka, möchte aber nicht, dass die Kuh döst, sie möchte lieber mit der Kuh spielen.

Position A

Kommt in den Vierfüßlerstand. Setzt dazu Hände und Knie auf, hebt den Kopf hoch, der Lendenwirbelbereich wird leicht durchgebeugt. Nun seid ihr die müde dreinschauende Kuh, sie macht „muh".

Position B

Die wache Katze macht auffordernd einen Katzenbuckel – ihr nehmt den Kopf herunter, der Rücken wird rund zu einem Katzenbuckel. Nun macht ihr „miau".

Position A und Position B werden nun abwechselnd ein paarmal wiederholt. Ihr dürft auch die Geräusche dazu machen. Muht und miaut nach Herzenslust.

Der Wechsel von Position A nach B erfolgt fließend.

Frosch

Trainiert die Muskulatur und bringt Spaß!

Freudig und doch ein wenig genervt vom „muh– miau" hüpft ein kleiner Frosch laut quakend über die Wiese, um sich am Bach ein wenig zu erfrischen.

Kommt in die Hocke, setzt die Hände zwischen den Beinen auf und beginnt quakend wie ein Frosch umherzuhüpfen.

Achtung: Abstand halten!

Storch

Dehn- und Gleichgewichtsübung

Der lauernde Storch hat den hüpfenden Frosch schon bemerkt; langsam und gemächlich schreitet er in Richtung des Frosches. Aufgeregt klappert er mit seinem langen Schnabel.

Kommt in den Stand und seid ein Storch. Gemächlich schreitet ihr mit euren langen Beinen voran. Hebt die Knie richtig hoch. Die Arme werden ausgestreckt und bewegt, sie formen den klappernden Schnabel.

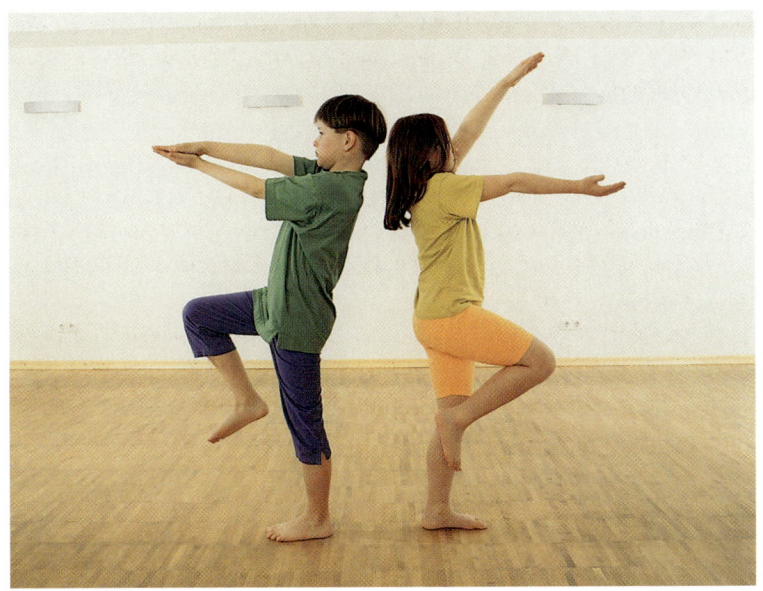

Der Storch klappert.

Windmühle

Hinter dem Bach steht eine große Windmühle aus Holz. Langsam drehen sich die großen Flügel.

Kommt in den Stand und steht sicher am Boden. Beginnt zuerst mit einem Arm große Kreise rückwärts zu beschreiben – Pause – nun schwingt der zweite Arm auch nach hinten. Diesen Bewegungsrhythmus (erster Arm schwingt – Pause – zweiter Arm schwingt) ein paarmal fortführen. Mit gleichmäßigem Schwung werden dann beide Arme fließend abwechselnd nach hinten bewegt. Ganz langsam – so langsam, wie sich das Windrad der Mühle dreht.

Gute Aufwärmübung. Harmonisiert die Gehirnhälften.

Blumen wachsen

Durch die Feuchtigkeit des Baches blüht es überall. Viele neue Triebe kommen aus dem Boden, um bald zu erblühen.

Setzt euch in den Schneidersitz. Die Handflächen legt ihr in Höhe des Bauchnabels aneinander und formt einen kleinen zarten Blumentrieb, der langsam aus dem Boden sprießt. Die Sonne strahlt, und durch das Sonnenlicht wachsen die Triebe sehr schnell zu einer Blüte, die

Meditative Übung

sich langsam öffnet. Lasst eure Triebe auch zu einer Blüte werden. Bewegt eure Hände; in Augenhöhe strahlt die Blüte in voller Pracht. Die weit geöffneten Hände formen dabei einen Blütenkelch, die Handballen bleiben aneinander liegen. Die Arme werden nun seitlich am Körper in einem großen Bogen heruntergenommen, der nächste Trieb sprießt schon aus der Erde und möchte erblühen.

Formt noch ein paar weitere Blüten.

Pusteblume

Vertieft die Atmung. Löst Spannungen.

Zwischen all den bunten blühenden Blumen sind auch einige Pusteblumen zu finden. Pflück dir eine Pusteblume.

Um die kleinen Samen der Pusteblume durch die Lüfte fliegen zu lassen, müsst ihr kräftig pusten – los geht's: Füllt eure Wangen mit Luft und pustet kräftig.

Wiederholt dieses Pusten drei- bis fünfmal.

Pusteblume

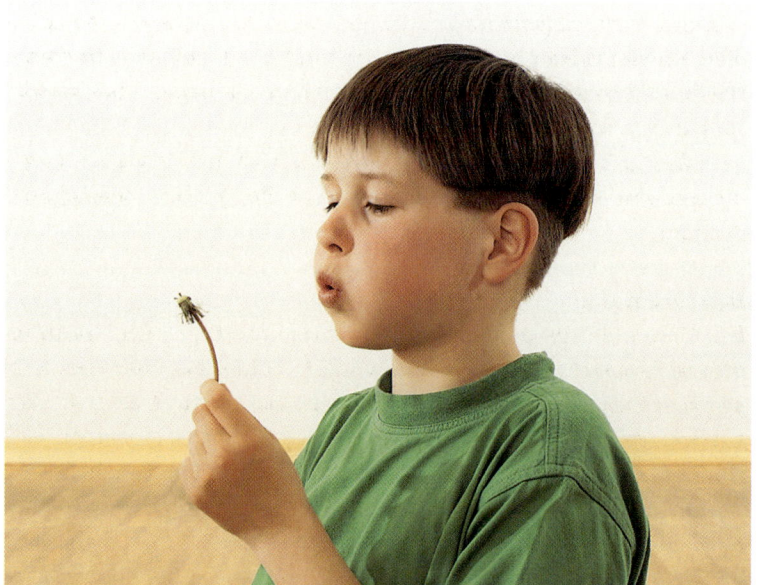

Achtung: Vorsicht bei Asthmakindern; langsam ausführen oder auf diese Übung verzichten.

Schmetterling

Angezogen durch all die duftenden Blüten, flattern viele Schmetterlinge umher. Sie genießen es, von Blüte zu Blüte zu flattern, um den köstlichen Nektar zu schlürfen.

Aufwärm- und Dehnübung. Regt die Verdauung an.

Kommt zum Sitzen auf den Po, zieht die Beine leicht an und legt die Fußsohlen aneinander. Die Füße werden an den Schritt herangezogen. Die Hände greifen die Zehen. Stellt euch vor, ihr wärt ein wunderschöner Schmetterling. Mit der Leichtigkeit des Schmetterlings beginnt ihr mit den Knien nach außen zu federn, wie ein flatternder Schmetterling, der durch die Lüfte schwebt. Seid ganz leise und stellt euch die Farben des Schmetterlings genau vor.

Bewegung A

(Während alle Kinder weiterflattern werden reihum die Farben der Schmetterlinge erzählt.)

Durch das Umherflattern ist der Schmetterling hungrig geworden. Er landet auf der schönsten Blüte, um mit seinem Rüssel den Nektar heraus zu schlürfen.

Beugt euch langsam nach vorn, um gut an die Blüte heranzukommen. Kommt wieder hoch – und beugt euch noch einmal nach vorn – schlürf (dreimal wiederholen). Anschließend werden die Beine langsam ausgestreckt und kräftig ausgeschüttelt.

Bewegung B

Achtung: Bitte darauf achten, dass die Muskulatur zunächst gelockert und erwärmt wird, sonst besteht die Gefahr einer Leistenzerrung.

Bienen summen

Nicht nur die Schmetterlinge werden von den duftenden Blüten angelockt, auch die Bienen schwirren aufgeregt umher, um sich diesen köstlichen Nektar nicht entgehen zu lassen. Sie kreisen immer wieder umher, denn es duftet überall so wunderbar, dass sie sich schlecht entscheiden können, auf welcher Blüte sie landen sollen.

Harmonisierung der Gehirnhälften. Trainiert die Augenmuskulatur. Optimales Sehtraining, wenn anschließend Gegenstände abwechselnd im Nah- und Fernbereich fixiert werden.

Setzt euch mit geradem Rücken in den Schneidersitz. Der Kopf ist aufgerichtet. Mit den Augen malt ihr einen großen Kreis. Stellt euch vor, eine Biene würde vor euch fliegen. Malt den Kreis ein paarmal rechtsherum und dann linksherum. Jetzt fliegt eine ganz wilde Biene vor euch. Sie fliegt in Form einer liegenden Acht in der Luft. Malt jetzt die liegende Acht mit euren Augen (der Kopf bleibt ruhig). Beginnend von der Mitte zwischen beiden Augen, zieht ihr nach links oben die Schlaufe der liegenden Acht (siehe Skizze unten).

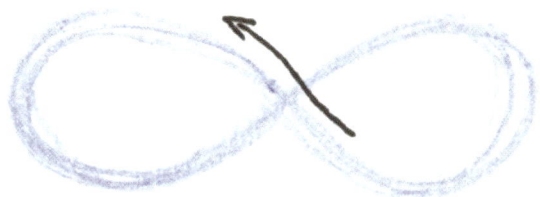

Eule im Baum

Entspannt die Schulter- und Nackenmuskulatur, die energetische Brücke zwischen Kopf und Körper.

Aufgeweckt von den vielen Geräuschen, blinzelt die kleine Eule müde mit einem Auge aus der großen Fichte. Sie schaut nach links – sie schaut nach rechts – und klapp, sind beide Augen wieder geschlossen.

Setzt euch in den Schneidersitz. Der Kopf ist aufgerichtet, der Rücken gerade. Langsam, sanft und vorsichtig dreht ihr den Kopf nach links, als wolltet ihr über die linke Schulter schauen. Dann dreht ihr den Kopf langsam zur rechten Seite. Dreimal auf jeder Seite wiederholen; dabei den Kopf vorsichtig und langsam bewegen.

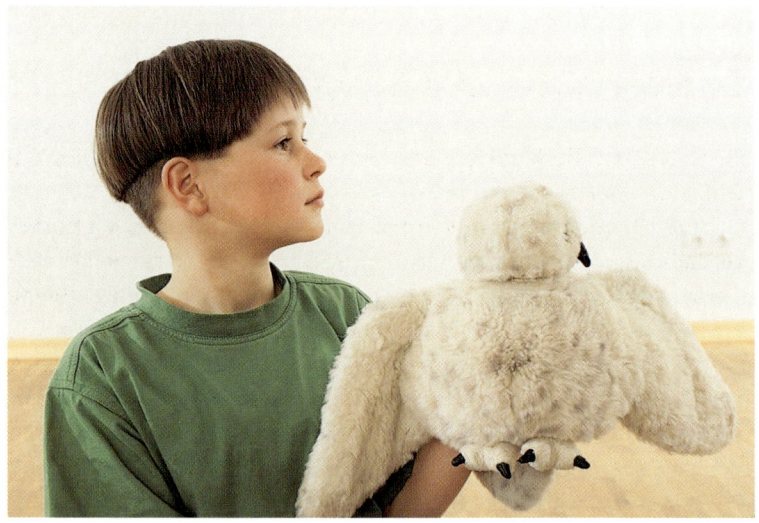

Die Eule ist so müde, sie blinzelt noch einmal mit den Augen und schon sind die Augen wieder geschlossen und die Eule schläft weiter, tief und entspannt.

Achtung: langsam und sanft ausführen!

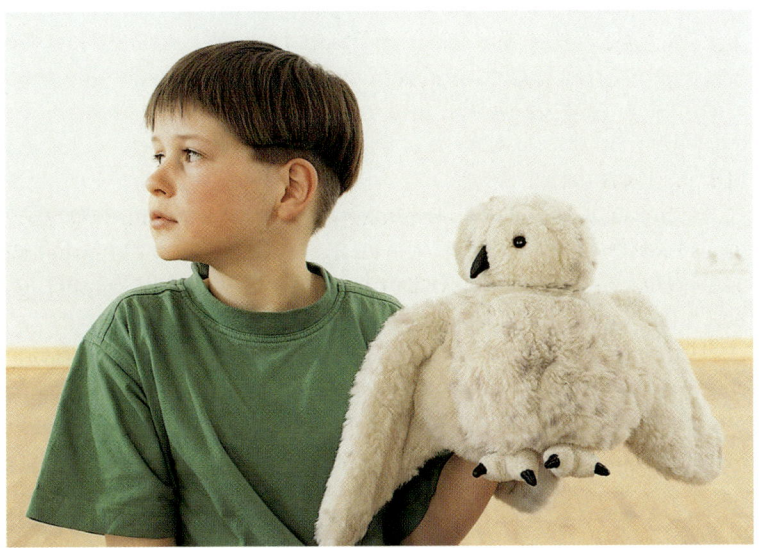

Entspannung: Der Schmetterling

Wir lesen den Einleitungstext zur Körperentspannung (siehe Seite 27 f.) und fahren fort:

Stell dir vor, es ist ein warmer Frühlingstag. Der Himmel leuchtet hellblau. *Die Sonne strahlt dich golden an.* Ein paar weiße Tupfen ziehen am Himmel. Die wenigen Wolken sehen aus wie Sahnekleckse.

Du gehst in Gedanken auf eine leuchtend grüne Wiese. Das satte Grün beruhigt deine Gedanken und du lauschst dem Zwitschern der Vögel. Die Wiese ist übersät mit wunderschönen Blumen; sie strahlen dich an. Überall duftet es herrlich nach Blumen und Kräutern. Es duftet ganz frisch.

Schwerelos und frei wie ein Schmetterling – eine wunderbare Vorstellung, die Sorgen verschwinden lässt.

Du fühlst dich wohl, setzt dich auf einen warmen Stein und schaust dich um. Ruhig und entspannt bist du und nimmst alle Geräusche und Düfte wahr ...

Auf der Wiese fliegen ein paar Schmetterlinge umher. Sie sind ganz verzückt von diesem Frühlingstag und den warmen Sonnenstrahlen. Dann entdeckst du einen besonders bunten Schmetterling in der Luft. Schau mal, wie schön der Schmetterling aussieht mit seinen leuchtenden Farben – es ist ein wunderschöner Schmetterling. Stell ihn dir jetzt genau vor und versuche ihn in Gedanken zu malen. Wie sieht dein besonderer Schmetterling aus? Welche Farben bringen ihn zum Strahlen? ...

Nachdem du dir deinen Lieblingsschmetterling genau vorgestellt hast, lass ihn auf der Frühlingswiese umherflattern. Seine Flügel schlagen. Leicht flattert er in der Luft. Du schaust dem Schmetterling gern ein wenig zu. *Du fühlst dich ganz ruhig und entspannt.*

Entspannt und vertieft in diesen flatternden Schmetterling, spürst du ein Glücksgefühl in deinem Bauch. Du nimmst dieses Gefühl wahr und genießt es, dich wie ein Schmetterling zu fühlen. Zart und wunderschön, aber auch ernst genommen.

Du bist voller Leichtigkeit und fühlst dich frei. Du spürst, wie dieses Gefühl der Freiheit all die Schwere von dir nimmt. Alle Sorgen verschwinden.

Der Schmetterling flattert schwerelos in der Luft, und du kannst dich genauso frei und leicht fühlen, wenn du dich gedanklich mit ihm verbindest. Dein Schmetterling weiß genau, was er will. Und wenn du einmal das Gefühl hast „Das schaff ich nie" oder „Mir ist alles zuviel", wenn du dich vor Sorgen ganz schwer fühlst, dann denk an den flatternden Schmetterling und die Leichtigkeit, die von ihm ausgeht. Spür die Leichtigkeit dann in dir – und alle Dinge werden dir gelingen.

Beobachte noch einen Augenblick für dich allein den Schmetterling. Und nun lass deinen Schmetterling langsam weiterflattern, du kannst ihn jederzeit in deiner Fantasiewelt wieder treffen.

Schau dich noch einmal gedanklich auf der Frühlingswiese um, verabschiede dich von den Blumen, den Vögeln und der Sonne und komm mit deinen Gedanken wieder zurück in diesen Raum.

Zum Abschluss lesen wir den Text zum Entspannungsende (siehe Seite 28).

Wer mag, darf zu Hause als Erinnerung an die Geschichte einen Schmetterling malen.

Meditation: Klangschale oder Töne hören

Falls Sie im Besitz einer Klangschale sind, ist es eine wunderschöne Sache, diese in den Kinderyogaunterricht einzubeziehen.

Ich erkläre den Kindern, dass die Klangschalen aus östlichen Ländern kommen und manche Klangschalen schon sehr alt sind. Die Klangschalen bestehen immer aus verschiedenen Metallen. Ich gebe die Schale (oder mehrere Schalen) herum, und jedes Kind darf die Klangschale anschlagen. Die Kinder sind sofort begeistert, wenn sie den Ton wahrnehmen und die Schwingung in der Hand spüren.

Dann darf sich ein Kind auf den Rücken legen. Ich lege die Schale auf den Bauch und schlage sie sanft an. Die Schwingung setzt sich sofort durch den ganzen Körper hindurch fort. Der Ton einer Klangschale ist durch leichte Vibration der Schallwellen im eigenen Körper spürbar und wirkt sofort entspannend auf diesen. So können die Kinder den Ton tatsächlich spüren (dieses Spüren soll auch wirklich nur ein „Spüren" und Wahrnehmen sein).

Wer mehrere Klangschalen besitzt, lässt die Schalen gleichzeitig von mehreren Kindern, die alle im Kreis sitzen, anschlagen. Die Kinder werden ganz still und genießen dieses gemeinsame Klangkonzert – sehr hilfreich bei Kindern mit Wahrnehmungsstörungen.

Selbst die größten Unruhegeister verstummen bei den sanften Tönen einer Klangschale und finden zur Ruhe. Sie hören und spüren zugleich den Klang.

Balsam für sehr aktive Kinder und für Kinder mit Wahrnehmungsstörungen.

Eine weitere meditative Übung:
Alle Kinder sitzen im Kreis. Die Arme werden gehoben, die Augen sind geschlossen. Ich schlage kräftig eine Klangschale an. Die Kinder sollen den Ton hören und spüren. Wenn der Klang schwächer wird, werden die Arme langsam zu den verklingenden Tönen heruntergenommen. Ist der Ton verklungen, sollen die Hände auf dem Boden liegen.

Dann schlage ich immer wieder die Schale neu an, bis der Ton verklingt. Das Hören des Klanges setzt sich, je nach Altersgruppe, für ca. zwei bis sechs Minuten fort. Dies ist ein gutes Hörtraining für die Kinder; gleichzeitig löst die Schale durch die Schwingung Spannungen.

Wer keine Klangschale besitzt, kann auch mit anderen Musikinstrumenten Töne zum Lauschen erklingen lassen oder Töne per CD/MC einspielen.

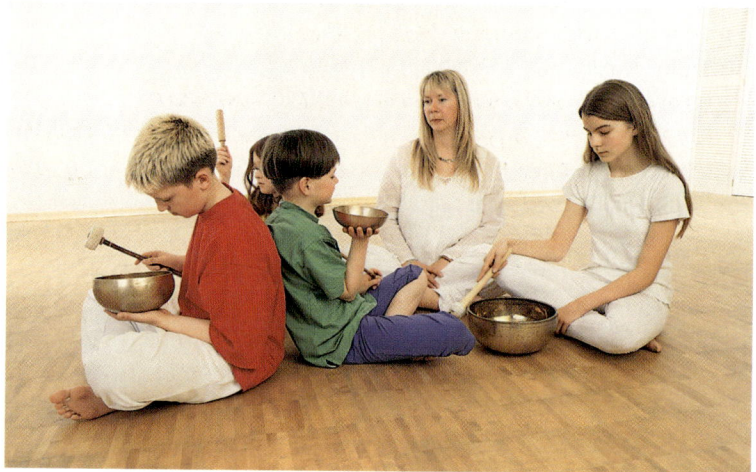

Kopfmassage

Als Abschluss der Yogastunde bietet sich eine Kopfmassage an. Es ist eine sehr einfache Massage – ich spiele mit den Kindern einfach nur „Haare waschen".

Es finden sich immer zwei Personen zusammen. Einer ist A und einer ist B. A bekommt zuerst die Haare gewaschen, dann wird gewechselt.

A sitzt bequem und B sitzt, kniet oder steht hinter ihm.

Wir stellen uns in Gedanken eine angenehme Haarwäsche vor: Zuerst wird der Kopf mit Wasser befeuchtet.

B nimmt Kontakt auf und streicht leicht über den Kopf.

Dann wird der Kopf richtig massiert, dabei stellen wir uns das Shampoo vor.

B massiert den Kopf kräftig mit den Fingerspitzen (aber nicht zu stark, es soll ja nicht weh tun).

Das Wasser wird abgespült.

B streicht dazu über den Kopf und rubbelt die Haare leicht, das Wasser wird abgespült.

Die Haare werden gekämmt.

B verwandelt seine Fingerspitzen in einen groben Kamm und kämmt die Haare glatt. Dabei wird die Kopfhaut massiert.

Haare frisieren.

B frisiert die Haare und streicht sanft über die Haare.

Bei Kindern mit längeren Haaren werden die Haare vorsichtig über den Scheitelpunkt nach oben ausgestrichen. Dies kann ein paarmal wiederholt werden.

Die Kopfhaut ist in verschiedene Segmentzonen aufgeteilt, ähnlich den Fußreflexzonen. Eine Kopfmassage wirkt beruhigend und entspannend – eine Wohltat für den ganzen Körper.

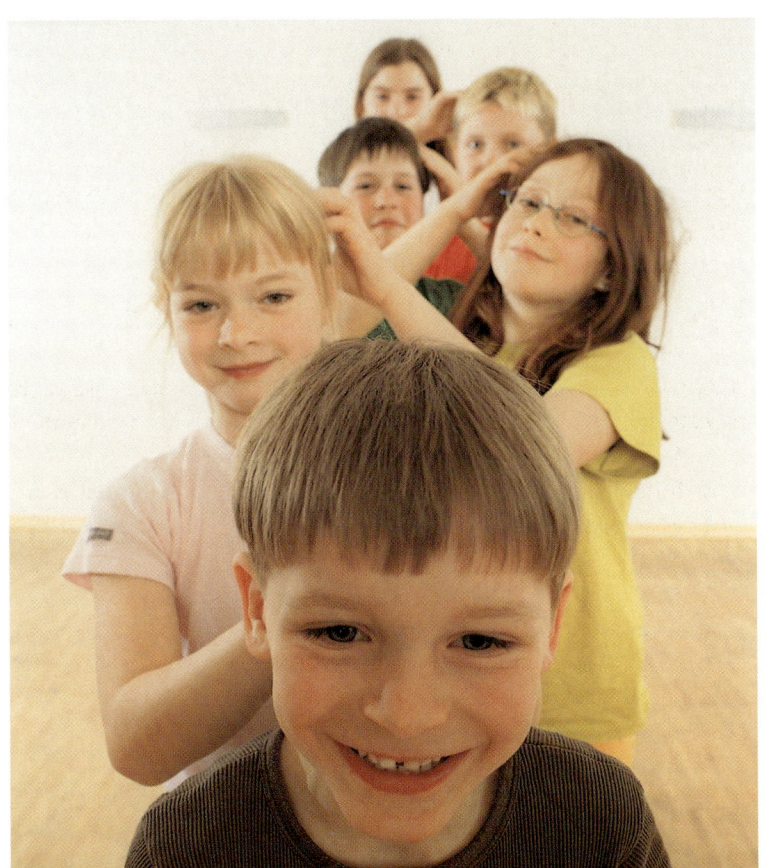

Zauberkiste „Töne"

Mit Hilfe der Zauberkiste lernen die Kinder wieder, konzentriert in die Stille zu gehen.

Nehmen Sie Ihre vorbereitete Klangkiste zur Hand, in der Sie verschiedene Gegenstände gesammelt haben, z. B. Rassel, Trommel, zwei Löffel, Xylophon, Mundharmonika, Flöte, Pfeife, Regenstab, Klangschale, Glöckchen.

Seien Sie in der Zusammenstellung kreativ und nehmen Sie alltägliche Dinge, die Sie im Haushalt finden.

In einer Reihe sitzend drehen alle Kinder der Klangkiste den Rücken zu. Dann ertönt ein Gegenstand aus der Kiste. Konzentriert hören die Kinder zu. Um die Sache noch spannender zu machen, lasse ich vorab die Ohren reiben und ausfalten (siehe Denkmütze, Seite 96). Ich lasse den Klang/Ton klingen. Wenn alle Kinder den Klang zuordnen können, dürfen sie den Gegenstand oder das Instrument benennen, sich umdrehen und den Gegenstand anschauen.

Dann wenden sie sich wieder ab und der nächste Klang ertönt usw.

Zum Abschluss dreimal chanten: SAT NAM
Abschlusskreis (siehe Seite 26)

Siebte Yogastunde: Wahrnehmen und Fühlen

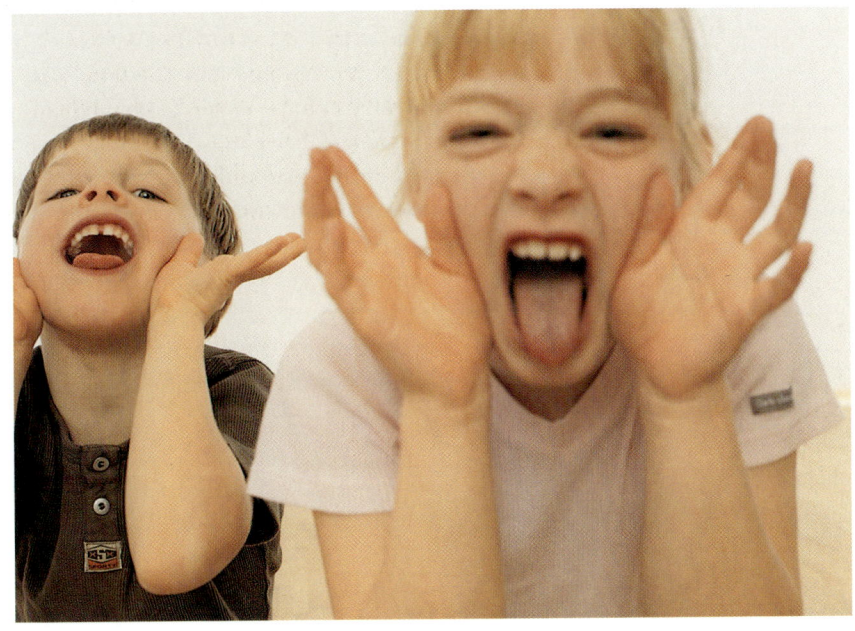

Viele Kinder haben Schwierigkeiten, bewusst wahrzunehmen und Dinge zu erfühlen. Werden sie erst einmal für die Empfindsamkeit ihrer Hände sensibilisiert, fällt es ihnen leichter, auch andere Körpererfahrungen zu erspüren und in sich zu gehen.

Was wir alles fühlen können

Arbeitsmaterial:
Kerze, Mandala-
kopien, Stifte, Holz-
klötze (Bücher),
Symbolkärtchen,
Zauberkiste
„Fühlen" (s. S. 120)

Wir beginnen die Stunde mit der Begrüßung und stellen die Fragen: „Wie geht es dir?", „Worüber hast du dich heute gefreut?" (siehe Seite 24).

Dann sprechen wir über unser heutiges Thema: „Wahrnehmen und Fühlen".

Wir fragen: „Was machen wir mit unseren Händen?" Gemeinsam sammeln wir Beispiele.

Mit unseren Händen können wir nicht nur kneifen, sondern auch etwas wahrnehmen, ertasten und fühlen, ohne es zu sehen.

Nun finden sich die Kinder zu zweit zusammen, die jüngeren Kinder machen die folgende Übung mit den Eltern:

Eine Person malt ein Symbol auf den Rücken des anderen. Es soll das gemalte Symbol erspürt / erfühlt / erraten werden. Nach einer Weile wird gewechselt.

Symbole werden vorher auf Symbolkarten (Karteikarten) gesammelt. Nehmen Sie einfache Symbole, wie z. B. Sonne, Halbmond, Stern, Mondgesicht (Smiley), Dreieck, Kreis usw.

Diese Übung schult die Wahrnehmung über das Fühlen und die gedankliche Umsetzung des Symbols.

Es folgen das Lockern, Aufwärmen, Spüren und Einstimmen (siehe Seite 24 f.).

Im Urwald

Yogaübungsreihe

Im Urwald oder Regenwald wachsen sehr große Bäume, viel größere als bei uns. Sie haben dicke Wurzeln und manchmal sehr wundersame Baumkronen. Auch Blumen in den verschiedensten Formen, Größen und den allerschönsten Farben sind dort zu finden.

Blüte

Meditative Übung

In dieser feuchten, warmen Luft freuen sich die Blumen, wenn sich ein paar Sonnenstrahlen durch die mächtigen Baumkronen hin-

durchschlängeln können. Erhaschen die Blumen ein paar Sonnenstrahlen, beginnen die zarten Knospen zu sprießen und es öffnet
sich eine wunderschöne Blüte.

*Setzt euch in den Schneidersitz. Die Hände legt ihr in Höhe des
Bauchnabels aneinander. Formt nun einen kleinen zarten Blumentrieb,
der vorsichtig aus dem Boden heraussprießt.*

*Der Blumentrieb bildet eine Knospe, die langsam wächst und sich
zu öffnen beginnt. Ihr hebt die Hände und der Blütentrieb öffnet sich
langsam. In Höhe eures Kopfes hat sich die Blüte voll entfaltet und
strahlt die Sonne an. Eure weit geöffneten Hände formen einen Blütenkelch; die Handballen bleiben aneinander liegen. In einem großen
Kreis nehmt ihr die Arme seitlich am Körper herunter und lasst eine
neue Blüte wachsen. Formt noch ein paar weitere Blüten. Welche Farbe hat eure Blüte?*

Balancieren

Im Urwald ist alles zugewuchert. Überall sind dicke Wurzeln, Blät-
tergewirr, Schlingpflanzen und es liegen große Baumstämme von alten umgekippten Bäumen herum. Nun wollen wir in ein anderes
Waldstück gelangen. Doch erst gilt es, ein kleines Sumpfloch zu überwinden. Dazu müssen wir in Gedanken über einen Baumstamm balancieren.

*Hilft bei Gleich-
gewichtsstörungen
und beugt Problem-
füßen vor.*

*Stellt euch hier im Raum einen großen Baumstamm vor. Er liegt di-
rekt vor euch. Gemeinsam balancieren wir über den Baumstamm. Wir
setzten einen Fuß vor den anderen und sind völlig konzentriert, wir
wollen nicht in den Sumpf fallen. Seid achtsam! Wir balancieren auch
seitwärts und einmal mit ganz hochgezogenen Knien. Schafft ihr es
auch rückwärts?*

(Anmerkung: Als Hilfe für jüngere Kinder kann vor Unterrichts-
beginn mit Tesakrepp eine Linie als Baumstamm auf den Boden ge-
klebt werden.)

Skorpion

Unter den alten Baumstämmen leben ein paar besondere Skorpio-
ne. Es ist eine seltene Art, und sie sind besonders schnell und haben einen großen Giftstachel.

*Sanfte Dehnübung.
Trainiert die Rücken-
muskulatur.*

Legt euch für die Skorpionposition auf den Bauch, ein Bein wird nach hinten hochgehoben und angewinkelt. Es soll den großen giftigen Stachel darstellen. Das angewinkelte Bein wird von der seitengleichen Hand am Fußgelenk oder am Fuß gefasst. Die andere Hand, die Zange des Skorpions, wird bequem abgelegt.

Wechselt dann das Bein, das andere Bein formt nun den Giftstachel.

Skorpion

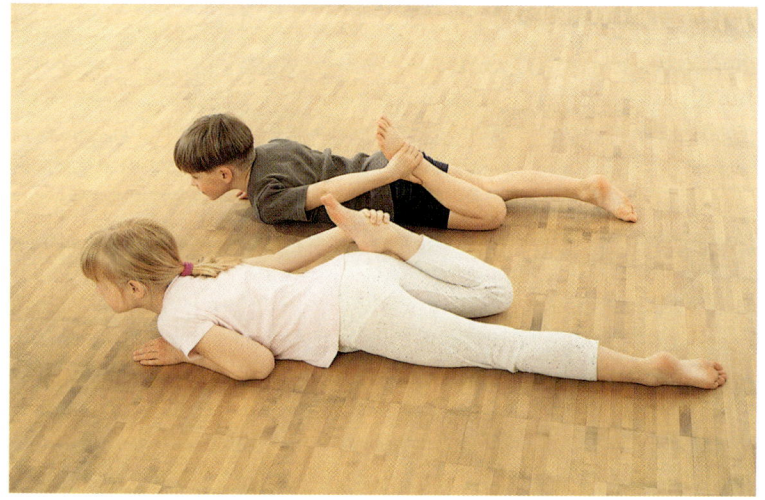

Urwaldbaum

Meditative Gleichgewichtsübung. Vermittelt Sicherheit und Standfestigkeit. Erdet.

An den großen Urwaldbäumen wachsen dicke Lianenschlingen kreuz und quer. Man könnte meinen, es würden überall Seile hängen. Um in diesem feuchten, moosigen Boden sicher zu stehen, haben die Bäume tiefe Wurzeln.

Seid nun ein Urwaldbaum. Aus euren Füßen wachsen dicke lange Wurzeln in den Boden. Sie geben euch Sicherheit und Standfestigkeit. Spürt, wie sicher ihr am Boden steht. Euer Körper wird zum Baumstamm und eure Arme bilden die Baumkrone. Hebt dazu die Arme hoch. Viele Tiere klettern an euch herum, aber ihr bleibt ganz aufrecht und sicher stehen.

(Anmerkung: Die Standfestigkeit der Kinder kann durch leichtes Antippen am Oberkörper überprüft werden.)

Wilde Affen

Voller Spaß schwingen sich die wilden Affen von Baum zu Baum. Sie benutzen die Lianen als Schaukelseile, die anderen Affen toben am Boden herum. Man hört, dass sie viel Spaß haben. Sie kreischen, hüpfen und toben herum. Der Chef der Affenbande trommelt sich wichtigtuerisch und drohend auf den Brustkorb.

Bringt Spaß und baut Spannungen ab!

Seid jetzt eine wilde Affenbande. Ihr dürft herumtoben, kreischen, auf den Brustkorb trommeln usw., aber euch nicht berühren oder weh tun. Überlegt einmal, was euch als wilde Affen noch alles einfällt. Seid verrückt und macht Quatsch.

Schmetterling

Aufgeschreckt von der wilden Affenbande, fliegen große bunte Schmetterlinge auf, um sich in einem ruhigeren Bereich wieder auf Nektarsuche zu begeben. Bei den Affen ist es ihnen zu unruhig. Sie lieben die Ruhe, um von Blüte zu Blüte zu flattern und den Nektar mit dem Rüssel (der Zunge) zu schlürfen.

Aufwärm- und Dehnübung. Regt die Verdauung an.

Ihr seid jetzt schöne bunte Urwaldschmetterlinge. Setzt euch in den Schneidersitz, winkelt die Beine leicht an. Legt die Fußsohlen aneinander, zieht die Füße an den Schritt heran, fasst die Zehen und beginnt mit den Knien nach außen zu federn, leicht wie ein Schmetterling, der umherflattert. Stellt euch die Gegend vor, in der euer Schmetterling flattert und seid mit euren Gedanken bei eurem Schmetterling.

Position A

Wie sieht euer Schmetterling aus – welche Farben hat er? Reihum wird die Farbe des Schmetterlings mitgeteilt, dabei flattern alle weiter.

Durch das Flattern ist der Schmetterling hungrig geworden. Er landet auf einer wunderschönen Urwaldblüte, sie duftet betörend. Mit seinem Rüssel saugt er den Nektar aus der Blüte.

Beugt euch langsam nach vorn, um an diese wunderschöne Urwaldblüte zu gelangen und schlürft dann den Nektar – schlürf, schlürf. Richtet euch langsam wieder auf und beugt euch dann noch dreimal langsam nach vorn, um den Nektar zu schlürfen. Zwischendurch richtet euch wieder vollständig auf.

Position B

Achtung: Vor der Übung die Muskulatur lockern und erwärmen, sonst besteht die Gefahr einer Leistenzerrung!

Schildkröte

Meditative Gleich-gewichtsübung

Auf dem feuchten Boden kriecht versteckt eine Schildkröte. Sie trägt einen Panzer auf dem Rücken und kriecht ganz langsam und gemäch-lich. Ganz in Ruhe, ohne Eile.

Verwandelt euch in eine Schildkröte. Kriecht gemächlich auf euren Händen und Knien umher. Auf den Rücken bekommt ihr einen Holz-klotz (oder ein Buch) gelegt, dies soll eurer Schildkrötenpanzer sein. Passt auf, dass ihr euren Panzer nicht verliert.

Ihr dürft euch auch in eine kleinere Schildkröte verwandeln, macht euch kleiner und kriecht auf euren Unterarmen weiter.

Flamingo

Gute Gleichgewichts-und Konzentrations-übung

Der Wald wird etwas lichter und die Landschaft verändert sich ein wenig. Die großen Bäume werden zu kleineren Büschen. Allmählich ist feiner, weiß-golden glänzender Sand zu sehen. An einer kleinen Wasserstelle tummeln sich viele Tiere, um ihren Durst zu stillen und sich in der Hitze zu erfrischen.

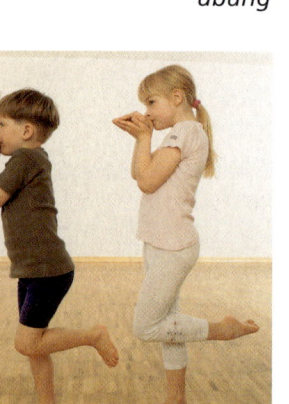

Eine Gruppe rosafarbener Flamingos steht regungslos im Wasser. Es sieht aus, als würden sie im Wasser auf einem Bein stehend schla-fen.

Stellt euch aufrecht hin und seid die ruhenden Flamingos. Ihr ba-lanciert euer Gleichgewicht auf einem Bein aus, während das andere Bein / Fuß an das Knie gelegt wird. Ihr steht im feuchten Nass und ruht euch aus. Eure Hände formen den Flamingoschnabel. Nach einer Wei-le wechselt ihr die Beine.

(*Anmerkung:* Die Übung muss ruhig und meditativ, voller Konzen-tration, durchgeführt werden. Eine Hilfe kann es sein, einen Punkt zu fixieren. Dann wackelt man nicht so leicht.)

Löwe

Baut Stress und Aggressionen ab. Löst Verspannungen in der Gesichts- und Kiefermuskulatur. Fördert den Mut.

Aufgeschreckt verlassen alle Tiere die Wasserstelle. Eine große Un-ruhe macht sich breit. Langsam und gemächlich kommt der König der Tiere daher: Ein stolzer, mächtiger Löwe schreitet an das Was-ser heran. Er schaut sich noch einmal um und bevor er das kühlen-de Wasser genießt, stößt er ein drohendes Löwengebrüll aus.

Setzt euch in den Fersensitz und verwandelt euch in einen stolzen Löwen.   Position A

Legt die Hände auf die Knie und schärft noch einmal eure Krallen. Bringt mit eurem Körper und eurem Gesicht zum Ausdruck, dass ihr stolze, mächtige Löwen seid.   Position B

Die Hände nehmt ihr nun zum Gesicht und formt mit den Fingern Barthaare.   Position C

Der Löwe setzt zum nächsten Brüllen an: Richtet die Barthaare auf, macht euch gerade, die Augen werden weit geöffnet, die Zunge hängt beim Brüllen aus dem Mund. Nun brüllt alle los, so laut, wie ihr könnt. Versucht, tief aus dem Bauch heraus zu brüllen.   Position D

Positionen A bis D drei- bis fünfmal wiederholen.

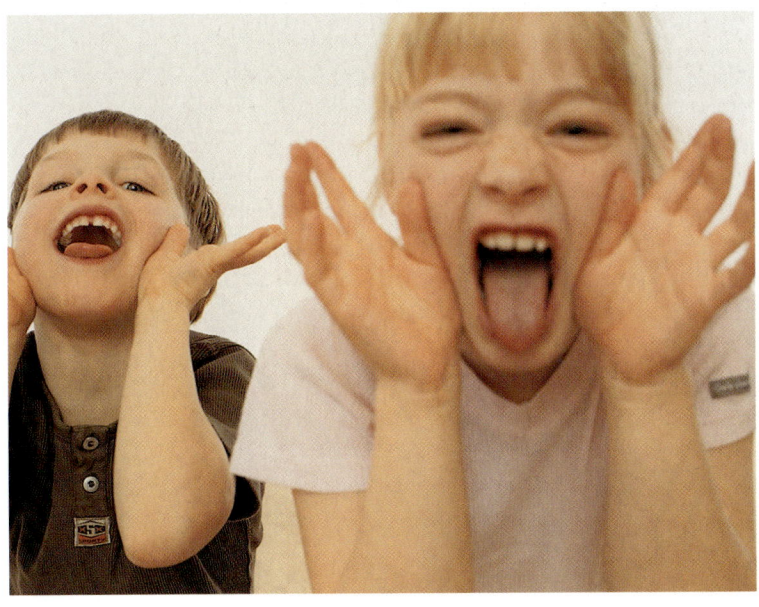

Löwe

Vulkan

Im Westen sieht man am Horizont einen riesigen Berg. Er ist kaum bewachsen, aber er ist sehr hoch, geheimnisvoll und hat eine besondere Ausstrahlung. Es ist auch ein besonderer Berg. Ein Berg, der Feuer spucken kann: ein Vulkan.

Kreislaufanregend. Trainiert die Muskulatur. Baut Spannungen ab. Konzentrationsfördernd.

Position A   *Stellt euch gerade und aufrecht hin. Die Hände legt ihr vor dem Bauchnabel aneinander. Jetzt seid ihr ein ruhender Vulkan.*

Position B   *Der Vulkan bricht aus: Mit einem Sprung nehmt ihr die Beine auseinander und gleichzeitig werden die Arme nach oben geschwungen, um den Vulkanausbruch darzustellen und die Lava herauszuschleudern: Der Vulkan speit Feuer.*

Euer Vulkan kann aber auch andere Dinge speien. Was wird bei eurem Vulkan herausgeschleudert – Vanilleeis, Lakritze usw.?

Der Vulkan wird so oft geübt, bis alle Kinder mit einem Beispiel einmal an der Reihe waren.

Der Wechsel zwischen Position A und B wird einige Male wiederholt und es dürfen auch Gefühle herausgeschleudert werden.

Vulkan

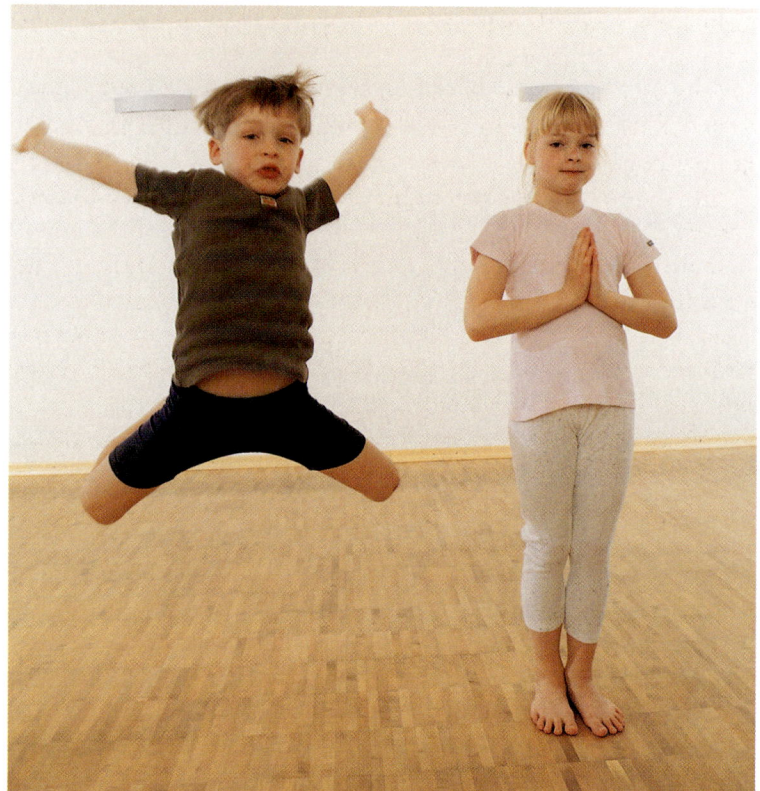

Entspannung: Im Urwald

Wir lesen den Einleitungstext zur Körperentspannung (siehe Seite 27 f.) und fahren fort:

In eine märchenhafte Dschungelwelt versetzt – da kann man gut abschalten!

Du liegst ganz ruhig und entspannt da und mit deinen Gedanken saust du in einen Urwald ... weit entfernt ... in einem fremden Land.

Angekommen im Urwald, entdeckst du riesengroße Bäume mit meterdicken Stämmen. Sie sehen gewaltig aus.

Viele hohe Bäume mit riesigen Baumkronen stehen um dich herum, alles ist dicht bewachsen. Zwischen den Bäumen schlängeln sich einige grüne Schlingpflanzen. Zarte Orchideen neigen ihre großen Blüten zu den spärlichen Lichtstrahlen der Sonne.

Wundervolle bunte Blüten sprießen zwischen den Lianen. Große farbenprächtige Schmetterlinge – viel größer als der Zitronenfalter – tanzen um dich herum.

Fremdartige Geräusche sind zu hören. Die Tommeln rufen in der Ferne. Die Stimmen der Papageien kreischen viel lauter als die Vögel bei dir zu Hause.

Viele Tiere, die zwischen dem dichten Grün umherlaufen, geben *geheimnisvolle Laute* von sich.

In der Ferne brüllt ein Affe, die Insekten surren und zirpen, ein unheimliches Grunzen hallt durch den Urwald.

Spür mal, wie es dir geht. Ein komisches Gefühl angesichts all des Unbekannten empfindest du vielleicht in deinem Bauch oder an einer anderen Stelle in deinem Körper.

Gib diesem Gefühl, es mag Unbehagen oder Angst sein, jetzt eine Farbe.

Stell dir diese Farbe genau vor.

Lass diese Farbe nun langsam in deinen Körper einfließen.

Durch diese Farbe drückst du deine unangenehmen Gefühle aus.

Spür in deinen Körper, wie es sich anfühlt.

– Kleine Pause –

Die Farbe des Unbehagens oder der Angst fließt langsam aus deinen Körper.

Und nun überleg dir genau, mit welcher Farbe du dich jetzt angenehm wohlig fühlen würdest.

Mit Farben lässt es sich wunderbar entspannen.

Sei entspannt und stell dir deine Wohlfühlfarbe in Gedanken vor.

Um dich wieder wohl zu fühlen, kannst du jedes unangenehme Gefühl einfach mit einer Wohlfühlfarbe auflösen.

Deine Wohlfühlfarbe lässt du jetzt in deinen ganzen Körper strömen. Fang an den Füßen an, dann die Beine, geh weiter zu deinem Bauch und deinem Oberkörper. Die Farbe strömt in deine Arme und Hände und erfüllt nun auch deinen Kopf.

Dein ganzer Körper erstrahlt in deiner Wohlfühlfarbe

Du bist erstaunt, wie wohlig und gut du dich fühlst. Deine Wohlfühlfarbe tut dir richtig gut, kein bisschen mehr von diesem komischen Gefühl ist in deinen Körper vorhanden.

Mit frischer Kraft spazierst du im Urwald noch einen Moment weiter, kannst alles mit neuer Aufmerksamkeit beobachten.

Du fühlst dich entspannt, wohlig, ganz frei – frei von Unbehagen und Angst.

Auf einmal entdeckst du die Weite des Himmels direkt über dir, es scheint, als würden sich die großen Baumkronen für dich neigen, um dir den Himmel zu zeigen.

Du schaust in den Himmel und spürst die unendliche Weite, die Freiheit und das Glück auch in dir.

Der Boden des Urwaldes trägt dich und lässt alles um dich herum wachsen und erblühen.

Du spürst die Verbundenheit zu allen Menschen, Tieren, Pflanzen, zu Mutter Erde, Sonne und Himmel.

Dieser Ausflug in den Urwald war sehr wichtig für dich, du hast viele neue Dinge erfahren.

Du weißt, dass du dieses Farbspiel jederzeit für dich allein machen kannst, wenn du in unangenehmen Situationen komische Gefühle oder Angst verspürst.

Drück zuerst mit einer Farbe die nicht so schönen Gefühle aus, lass die Farbe verblassen und lass dann deine Wohlfühlfarbe in deinen Körper strömen.

Und nun langsam, ganz langsam, löst du dich in Gedanken von deinen inneren Bildern und Eindrücken des Urwaldes. Wenn du magst, lass deine Wohlfühlfarbe noch weiter in dir strahlen, aber komm mit deiner Aufmerksamkeit wieder zurück.

Stille-Meditation: Gegenstand anschauen

Alle Kinder sitzen im Kreis. In die Mitte des Kreises wird eine brennende Kerze gestellt. Alternativ kann in den Sommermonaten z. B. eine große Sonnenblumenblüte hingestellt werden, da das Kerzenlicht durch die Helligkeit untergeht. Die Kinder werden ganz still und beginnen, mit den Augen die Kerze oder den Gegenstand zu fixieren.

Eine brennende Kerze eignet sich hervorragend für eine Meditation.

Die Meditation bringt schnell Ruhe in den Körper. Durch das Fixieren auf einen Gegenstand ist man ganz bei sich und spürt seine eigene Mitte. Sehr unruhige, lebhafte Kinder können zu Beginn Schwierigkeiten haben, sich auf diese „Stille" einzulassen. Die Dauer der Meditation ist nicht festgelegt, sondern richtet sich nach der Bereitschaft der Kinder.

Mandala malen

Im Anschluss an die Meditation verteilen Sie sofort die Mandalakopien zum Ausmalen, und ohne dass die Kinder anfangen länger miteinander zu sprechen, beginnen sie mit dem Malen des Mandalas. Wählen Sie bitte ein leichtes Mandala aus, ohne zu viele Details. Setzen Sie einen Zeitraum von ca. fünf Minuten als Malzeit. Wird ein Mandala nicht fertiggestellt, wird es zu Hause weitergemalt.

Kinder lieben es, Mandalas zu malen. Mandalas sind Bilder, die immer von einer Mitte ausgehen. Sie helfen Kindern, sich zu zentrieren und zur Ruhe zu finden.

Die fertigen Mandalas werden gemeinsam betrachtet. Es ist sehr interessant, wie unterschiedlich der Ausdruck einer einheitlichen Malvorlage ist.

Es gibt sehr viele Bücher mit Mandalavordrucken, speziell für Kinder, die sich gut für den Unterricht verwenden lassen.

Wenn ich Mandalas malen lasse, mache ich keine Vorgaben. Die Kinder können in der Mitte oder außen mit dem Anmalen beginnen und auch farblich können sie frei gestalten. Das Malen von Mandalas ist ein sehr persönlicher Ausdruck, bei dem es kein „Falsch" oder „Richtig" gibt. Mandala malen soll absolut „freies Malen" sein.

Mandalas bringen durch ihre Mitte einen ruhigen Pol in die Kinder. Sie fühlen sich „mittig". Die Kinder lernen, sich ausdauernder zu konzentrieren und werden ausgeglichener. Sie bekommen einen Bezug zu den Farben und lernen sich durch die Farben auszudrücken.

Zauberkiste „Fühlen"

Gegenstände blind zu ertasten ist sehr spannend und manchmal auch ein bisschen unheimlich.

Die folgende Übung trainiert Wahrnehmung und Konzentration. Die Kinder müssen sich völlig auf das Fühlen konzentrieren. Und es macht Spaß!

Variante a

Hierfür habe ich einen Karton mit einem Loch zum Hineingreifen gebastelt. Um den direkten Blick abzulenken, habe ich ein Tuch über der Öffnung befestigt.

In die Kiste fülle ich verschiedene Gegenstände aus dem Haushalt: Spielzeug, Muscheln, manchmal auch Frischware wie Apfel, Möhre, Banane, Kokosnuss.

(Weitere Füllbeispiele: Ball, Pflaster, Tuch, Kochlöffel, Schlüssel, Körbchen, Osterei aus Stein, Stift, Pinsel, Schraube, Wecker usw. Lassen Sie Ihrer Fantasie freien Lauf.)

Die Kinder tasten reihum einen Gegenstand und versuchen ihn zu benennen.

Variante b

Etwas aufwendiger sind kleine genähte Säckchen, die sich jeweils mit tollen Dingen wie Schrauben, Streichhölzern, Nudeln, Reis, Schlüsseln, Muscheln, Knöpfen, Steinen usw. füllen und zunähen lassen. Man kann jedes Säckchen zum Fühlen sehr gut herumreichen.

Zum Abschluss dreimal chanten: SAT NAM
Abschlusskreis (siehe Seite 26)

Weitere Übungen und Spiele

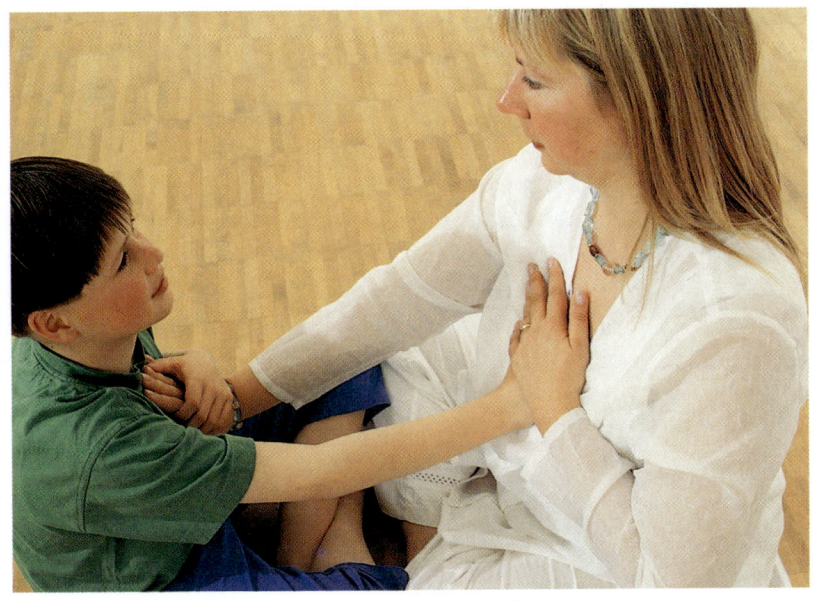

Yogaübungen werden nicht nur im Rahmen einer Übungssequenz mit fester Reihenfolge durchgeführt. Einzelne Elemente können bei Bedarf jederzeit in den Tagesablauf eingebaut werden, z. B: „Katz und Kuh" oder „Kamelritt" als Ausgleich für die Wirbelsäule. Darüber hinaus gibt es weitere Übungen, die situativ eingesetzt werden können, z. B. wenn Kinder nicht zur Ruhe kommen oder zur Konzentrationssammlung vor den Hausaufgaben.

Raketenflug

Der Raketenflug ist ein sehr schönes Spiel, um wilde Energie abzubauen.

Der Raketenflug kann sofort eingesetzt werden, wenn Kinder voller Power sind und erst einmal ihre wilde Energie abbauen müssen, um sich danach auf die Yogaübungen konzentrieren zu können. Den Raketenflug kann man in alle Übungsbereiche einbauen.

Die Kinder setzen sich mit ausgestreckten Beinen auf den Po.

Zu nachfolgendem Text klatschen die Kinder rhythmisch auf den Boden:

Position A

Knall, knall, knall, wir fliegen in das All,

10, 9, 8, 7, 6, 5, 4, 3, 2, 1 – 0 (zu jeder Zahl einmal auf den Boden klatschen).

Position B

Die Kinder kommen in die Hocke, setzen die Füße auf und trampeln mit den Füßen, um die Zündung der Rakete zu simulieren. Sie rufen: „Feuer, Feuer, Feuer!"

Position C

Dann springen die Kinder hoch, um den Raketenstart darzustellen:

Zzisch … (oder ein ähnliches Startgeräusch)

Position D

Landung 1: Wir sind auf dem Planeten der wilden Affen gelandet. Die Kinder spielen die wilden Affen; sie springen und toben herum.

Wir fliegen weiter: Wieder am Anfang beginnen, Position A bis D durchspielen.

Landung 2: Wir sind auf dem Planeten der hüpfenden Kängurus gelandet. Alle Kinder hüpfen herum.

Wir fliegen weiter: Wieder am Anfang beginnen, Position A bis D durchspielen.

Landung 3: Wir sind auf dem Planeten der gefährlichen Löwen gelandet. Jetzt dürfen die Kinder richtig losbrüllen.

Wir fliegen weiter: Wieder am Anfang beginnen, Position A bis D durchspielen.

Landung 4: Wir sind auf dem Planeten der superfreundlichen Leute gelandet. Alle Kinder und Eltern begrüßen sich überfreundlich.

Lassen Sie sich noch weitere besondere Planeten einfallen …

Rückflug zur Erde nicht vergessen!

Drehen um die eigene Achse

Alle Kinder bilden einen Kreis. Wichtig ist dabei, dass der Raum groß genug ist. Ein Kind darf in die Mitte kommen. Es steht aufrecht, die Arme sind parallel zum Boden ausgestreckt, die Handflächen zeigen nach unten. Aus dieser Position heraus beginnt sich das Kind im Uhrzeigersinn um die eigene Achse zu drehen. Nach Beendigung die Hände vor der Brust zusammennehmen und mit den Augen einen Punkt fixieren, das mögliche Schwindelgefühl verschwindet erstaunlich schnell.

Es bringt Spaß, sich zu drehen und die Welt kreisen zu lassen.

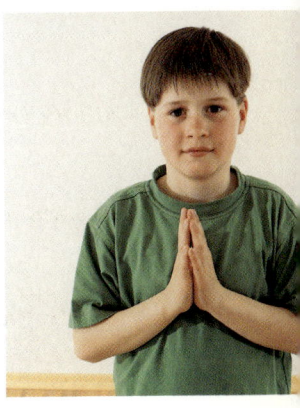

Sinn dieser Übung ist es, die Körperenergie zu erhöhen. Durch die Rechtsdrehung entsprechen wir der Drehrichtung der Erde. Dadurch läuft eine Energiespirale durch unseren Körper und versorgt ihn mit neuer Energie, während die Negativ-Energie aus unserem Körper geschraubt wird. Diese Übung unterstützt die Körperenergien, zentriert durch die Drehung um die eigene Achse, erdet die Kinder und bringt Klarheit in den Kopf. Der Kontakt zum Boden, zur Mutter Erde, ist durch die Füße gegeben.

Ärger abschütteln

Für Kinder, die Ärger oder Wut im Bauch und Anspannung im Körper haben, lasse ich diese Übung vor Beginn der Yogaübungsreihe einfließen. Man kann sie auch gut zwischendurch mit den Kindern machen, denn die Übung wirkt immer befreiend und spannungslösend.

Die Kinder stehen oder sitzen. Sie stellen sich die erlebte Ärgersituation noch einmal vor. Nun beginnen sie, den rechten Arm ganz kräftig zu schütteln. Sie sollen sich vorstellen, wie sie den Ärger oder die Wut ausschütteln. Dann ist der linke Arm dran, es folgen das rechte Bein und dann das linke Bein. Im Sitzen werden danach beide Arme und Beine ausgeschüttelt. Meist beginnen die Kinder nun schon wieder zu lachen. Im Stehen nehmen wir zu den Armen und Beinen noch Po, Bauch, Oberkörper, Schultern und zuletzt den Kopf dazu. Die Kinder sollen sich schütteln und locker sein wie Wackel-

Ärger oder Wut, die man nicht aus dem Körper lässt, können sehr unangenehme Gefühle bereiten, ja sogar Beschwerden, wie z. B. Magenschmerzen. Deshalb müssen sie geäußert werden.

123

pudding. Die Wut, den Ärger oder die Anspannung bitte ganz bewusst ausschütteln.

Gefühle wie Ärger und Wut müssen ausgedrückt werden, damit sie im Körper nicht gegen sich selbst gerichtet werden oder als Ventil in Form von starker Aggression gegenüber anderen zum Ausdruck kommen.

Überkreuzübung (Cross-Crawls)

Die Überkreuzübung ist eine gute Übung für unkonzentrierte Kinder.

Sie aktiviert und harmonisiert beide Gehirnhälften, dadurch ergibt sich eine bessere Rechts-Links-Koordination und ein verbessertes Sehen und Hören.

Das menschliche Gehirn besteht aus zwei Gehirnhälften. Jede Gehirnhälfte hat eine eigene Anlage. Die linke Hirnhälfte ist stärker für das rational-logische, sprachliche Denken zuständig, die rechte für das intuitiv-gefühlsmäßige Denken. Dabei steuert die linke Gehirnhälfte die rechte Körperseite, die rechte Gehirnhälfte die linke Körperseite. Nur wenn beide Gehirnhälften gut zusammenarbeiten, ist erfolgreiches, müheloses und konzentriertes Lernen möglich.

Die Übung wird stehend ausgeführt, der rechte Arm und das linke Knie werden angehoben, dann der linke Arm und das rechte Knie. Arm und Bein bewegen sich immer diagonal.

Beginnen Sie langsam. Für jüngere Kinder ist es eine gute Hilfe, wenn gegenüberliegendes Knie und Arm mit einem gleichen Aufkleber gekennzeichnet werden. Knie und gegenüberliegender Ellenbogen berühren sich. Seien Sie sehr geduldig und führen Sie die Übung bei jüngeren Kindern sehr langsam durch.

Varianten:
- Gegenüberliegender Arm und Knie berühren sich.
- Rechter Arm gestreckt nach oben, dazu wird das linke Knie angehoben, danach linker Arm und rechtes Knie.
- Linker Arm und rechtes Bein werden jeweils zur Seite gestreckt sowie rechter Arm und linkes Bein.

- Hinter dem Rücken zusammenführen wie beim Schuhplattler: Linke Hand berührt rechten Fuß und rechte Hand berührt linken Fuß. Achten Sie bitte darauf, dass die Bewegung korrekt ausgeführt wird.

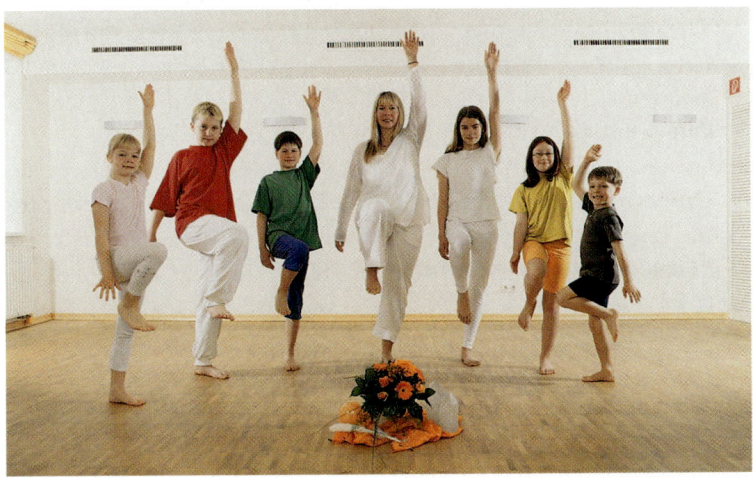

Liegende Acht

Ganz locker stehen die Kinder aufrecht. Die Arme und Hände werden nach vorn ausgestreckt. Schwingend und locker beschreiben die Kinder mit Armen, Händen und Oberkörper liegende Achter. Nachfolgend finden Sie verschiedene Variationen. Wichtig ist, dass von der Mitte ausgehend die erste Schlaufe nach links oben gemalt wird. Der Kreuzpunkt der Acht soll in Augenhöhe oberhalb der Nasenwurzel zwischen beiden Augen liegen. Die Achter können mal ganz groß und mal ganz klein gemalt werden. Beim Malen soll der ganze Körper in dieser Energie mitschwingen.

Varianten:

- Ein Arm wird ausgestreckt, der Daumen zeigt in Augenhöhe nach oben. Wie oben beschrieben, wird eine liegende Acht gemalt. Die Augen folgen der Bewegung. Arm wechseln und wieder einige Achter malen.

Die liegende Acht bringt eine Harmonisierung der beiden Gehirnhälften. Sie hilft Kindern mit Rechtschreibschwierigkeiten und fördert die Konzentration.

- Beide Arme ausstrecken, die Daumen überkreuzen sich. Wieder einige liegende Achter malen. Der Abstand zum Auge kann sich auch verändern, mal die Acht ganz nah malen und dann so weit vom Auge entfernt, wie die Arme es erlauben.
- Liegende Achter nur mit den Augen malen.
- Auf einer Tafel werden große bunte liegende Achter gemalt.
- Bewegungen mit bunten Tüchern oder Krepp-Papierschlangen machen.
- Eine Murmel auf einer liegenden Holzacht laufen lassen.
- Ich lasse die liegende Acht auch oft vor dem Yogaunterricht auf ein leeres Blatt mit Stiften malen. Die Kinder spielen Autorennen. Die Rennbahn verwandelt sich in eine liegende Acht, der Stift als Rennwagen saust in Form einer liegenden Acht auf der Rennstrecke.

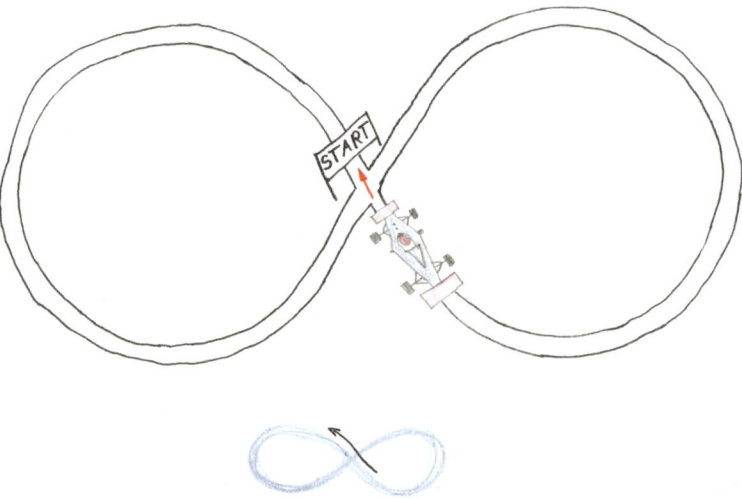

Ich versuche die Kinder zu motivieren, diese Übung zu Hause immer wieder zu machen, um die schulischen Leistungen zu fördern. Durch die liegende Acht werden beide Gehirnhälften aktiviert. Das Sehen mit beiden Augen wird verbessert und Buchstabenverwechselungen beim lese- und rechtschreibschwachen Kind können vermindert, ja sogar behoben werden.

HAR tönen

Die Kinder sitzen im Kreis wie bei der Meditation. Nun beginnen alle gemeinsam HAR zu tönen. Das HAR wird mit einem rollenden, harten „R" am vorderen Gaumen getönt. Es beginnt in diesem Bereich zu kitzeln und zu vibrieren. Immer wieder das HAR tönen, bis ein Rhythmus entstanden ist. Die Kinder werden anfangs etwas leiser tönen, aber wenn ein Anfang gefunden ist, werden sie sich trauen, lauter zu werden. Ich entscheide je nach Gefühl, wie lange das HAR getönt wird. Ich beginne meistens mit zwei Minuten und steigere bis auf fünf Minuten.

Öffnet die Kehle und bringt Entspannung in den Brust- und Bauchbereich. Eine gute Übung, um freier zu sprechen, Spannung abzubauen und Ängste loszulassen.

Anhang

Weiterführende Literatur

Ballinger, E.: Lerngymnastik für Kinder. Knaur, 2001

Carroll, D.: Laßt die Kinderseele wachsen. Bauer Verlag, 1993

Decker, F. / Bäcker, B.: Kinesiologie mit Kindern. 8. Aufl. Urania, 2001

Decker, F. / Bäcker, B.: Kinesiologie für die ganze Familie. Urania, 2002

Gach, M.: AKU-Yoga. 3. Aufl. Kösel, 1995

Ginger, M.: Das Lexikon der Edelsteine. Verlag Neue Erde, 1997

Griscom, C.: Kinder entdecken ihre Spiritualität. (Video) Bauer Verlag, 1997

Herkert, R.: Die 90-Sekunden-Pause. Integral-Verlag, 1995

Hofmann, A. G.: Hochsensible Kinder, die liebevollen Boten des Universums. Kamphausen, 2001

Holitzka, K.: Kinder-Mandala-Welten 1 + 2. Schirner, 1996

Kickers, C.: Mein Edelstein-Buch. C. Falk, 1996

Maheshwarananda, P. S.: Yoga mit Kindern. Hugendubel, 1998

Prekop, I.: Kinder sind Gäste, die nach dem Weg fragen. 2. Aufl. Kösel 2001

Simonsohn, B.: Die „Fünf Tibeter" mit Kindern. Scherz, 1995

Singh, S.: Das Kundalini-Yoga-Handbuch. Heyne, 1990

Uhl, M.: Chakra Energie Massage. Windpferd, 1988

Materialien für den Kinderyogaunterricht

Pilguj, S.: Die Kraft der Tagesbotschaften. Impulse, Anregungen und Texte zum Nachdenken. Weltenhüter Verlag, 2002
Frühjahr – Sommer: ISBN 3-929681-24-2
Herbst – Winter: ISBN 3-929681-25-0

Vier Entspannungsgeschichten aus diesem Buch sind auch als CD erhältlich:
Ganz entspannt im Traumland
Entspannungsgeschichten für Kinder von Sabina Pilguj mit Liedern von Gila Antara (mit Sprache, Naturgeräuschen und Klangunter-malung). ISBN-Nr. 3-00-004738-7
Zu beziehen über Sabina Pilguj, Fon/Fax 04133/40 45 60, oder den Buchhandel

Meine Schutzengel (Engelkarten für Kinder)
Grasmück-Verlag

Aeoliah: Angle Love for Children
Entspannungsmusik

Lawrence: Sandalin
Edition Neptun

Klangschalen CDs
Klaus Wiese: Tibetische Klangschalen
Rainer Tillmann: Sounds of the Planets

Anfragen zu Kinderyogaseminaren
„Wie übe ich Yoga mit Kindern?" –
Kurse für interessierte Eltern, Erzieher, Therapeuten richten Sie bitte direkt an:
Sabina Pilguj, Fon/Fax 04133/40 45 60